新版 笑いの免疫学

笑うひとは2倍生きる……!

船瀬俊介
Shunsuke Funase

共栄書房

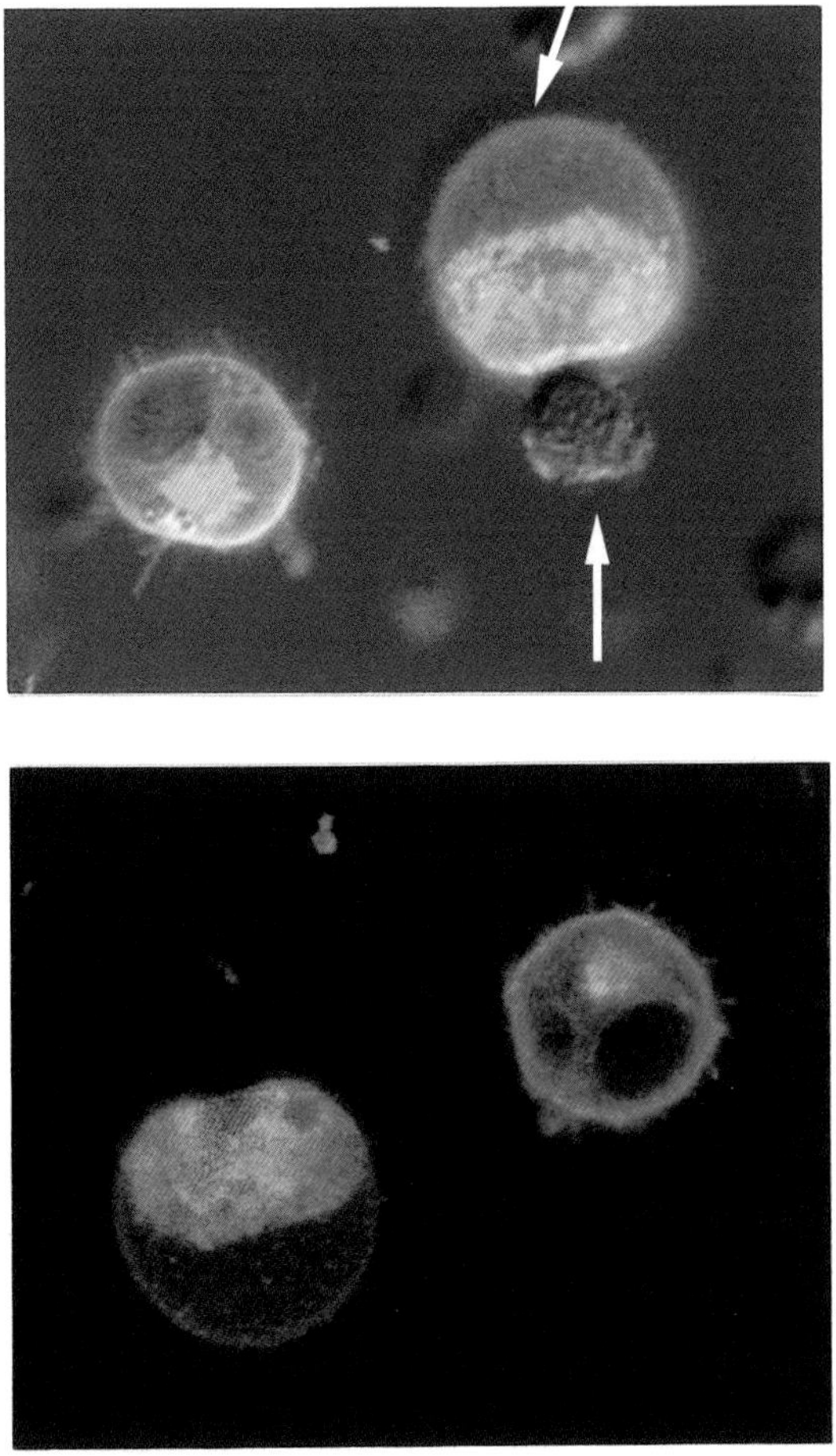

見よ！ガンを攻撃するのは免疫細胞（ナチュラル・キラー細胞）だ！

口絵①　ナチュラル・キラー（NK）細胞が、ガン細胞を攻撃する瞬間

ナチュラル・キラー（NK）細胞（上の写真の下向きの矢印）が、ガン細胞（同、上向きの矢印）に食いついた瞬間。NK 細胞の攻撃を受けて細胞膜が破られ、死滅したガン細胞は、赤く染まっている（下の写真）。

（ルイ・パストゥール医学研究センター提供）

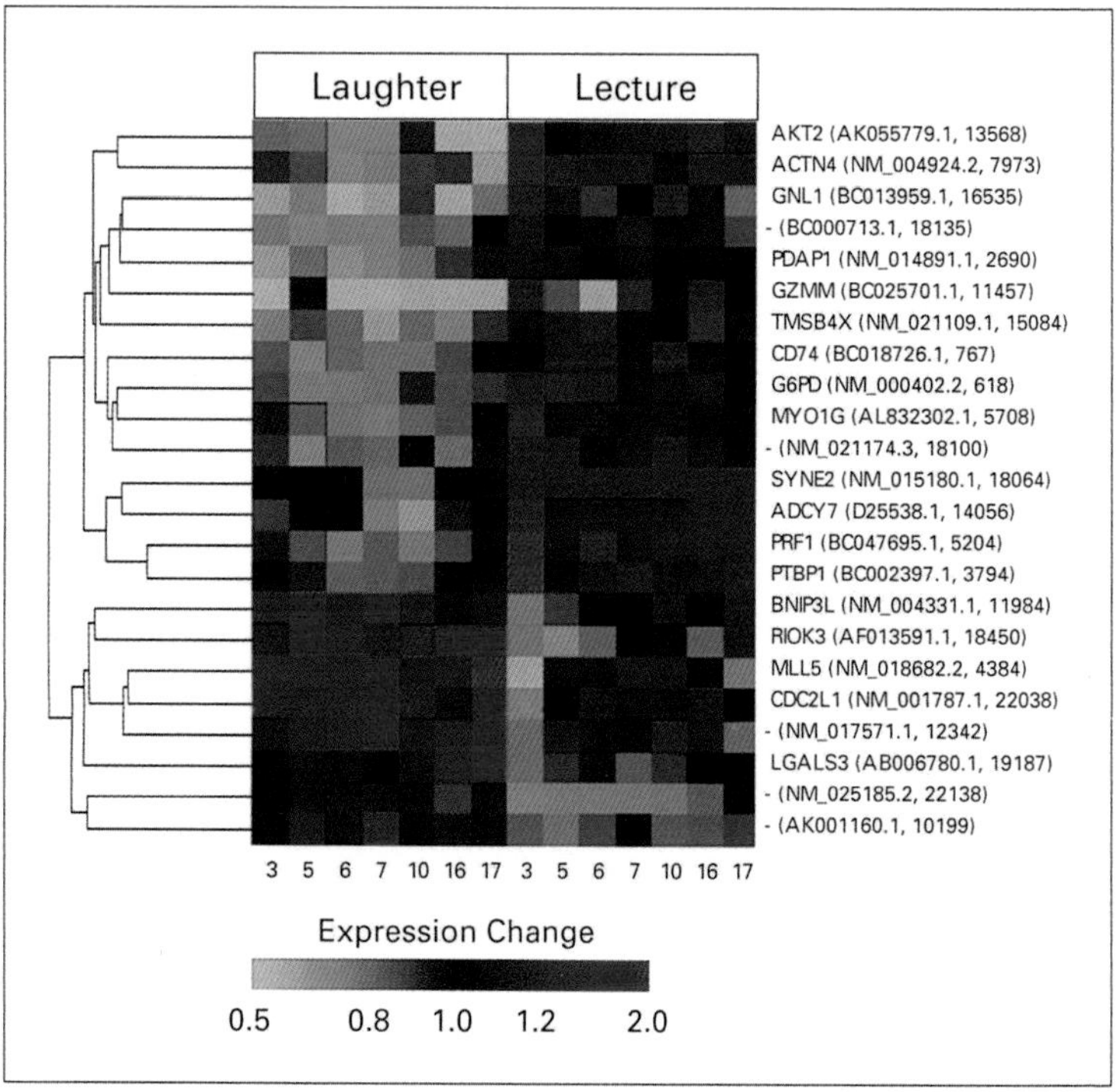

「笑い」は23個の遺伝子を変えた！　世界初の決定的証拠

口絵②　23個の遺伝子変化の階層区分

「緑」から「赤」への変化が、遺伝子スイッチの“オン”から“オフ”を表す。それはDNAのメッセンジャーRNA量の増加で判定される。貴重な生体情報の宝庫DNAは細胞核から出ることができない。その情報を外部に伝達するのがメッセンジャーRNAである。

（村上和雄博士の英文論文より）

新版　笑いの免疫学——笑うひとは2倍生きる……！◆目次

第5章 こんなにあった！「笑い」の効用の数々 101

第8章 〝つくり笑顔〟でも効果抜群！――落語、くすぐり……さあ笑おう

第9章　二一世紀は「笑い」が医療の中心となる　210

まえがき

「……ガン患者の八割、約二五万人は〝殺されている〟」

前著『抗ガン剤で殺される』（花伝社）は、全国に一大衝撃を与えつつある（新版『あぶない抗ガン剤』共栄書房）。

「なら……どうしたらいいの？」。ガン患者、そして家族の方々は途方にくれるはずだ。

そして、毎年、おびただしい数の患者が〝ガン難民〟として、さまよっているのも現実だ。

しかし前著で強調したように、「ガンを治す」のは医者でも、クスリでも、病院でもない。

あなたの体に備わった自然治癒力……具体的にはナチュラル・キラー細胞（ＮＫ細胞）等の免疫細胞の活躍なのだ（口絵①参照）。

かれらは免疫力の最前線でガン細胞と戦う頼もしい兵士たちだ。

ガンとの戦いに勝てるか否かは、かれらの戦力にかかっている。

にもかかわらず、抗ガン剤、放射線は味方のＮＫ細胞を殲滅《せんめつ》してしまう。まさに論外。その正体はガンの〝応援剤〟〝増ガン剤〟にすぎない。

前著では「自然な菜食」「清澄な飲み水」「安全な住宅」「前向きな心」などが、ガンを克服するために不可欠であることを説いた。

それら数々のガン代替療法の中で、最良の〝クスリ〟を、わたしは発見した。

それが「笑い」なのだ。

「笑門来福《しょうもんらいふく》――笑う門には福来る」とは中国の故事。「笑いは副作用のない妙薬」ともいわれる。

そこで「笑いの効用」について内外の文献から、様々な資料を渉猟《しょうりょう》し徹底的に調べてみた。

驚いた。「笑い」の効用は、わたしの予想をはるかに超えるものだった。

古代ギリシアの医聖ヒポクラテスは「人は誰でも一〇〇人の名医を持つ」と自然治癒力の存在を喝破している。それは体内に自ら備わる〝治す力〟だ。

そして「医師の役割は、これらを補助することでしかない」と諭《さと》しているのだ。

●

では、この奇跡の自然治癒力パワーを最大限にひきだすには、どうしたらいいのだろうか？

それが「笑う」ことだったのだ。

前著では以下のしくみを説いた。「笑い」と「リラックス」で副交感神経が活性化し、興奮を鎮める神経ホルモンが分泌され、体内のガン細胞を攻撃するリンパ球を増やす。

また吉本興業のお笑い舞台を一九人のガン患者に見せて大爆笑させ、ＮＫ細胞の変化を観察した伊丹仁朗医師の画期的実験も紹介。ほとんどのガン患者でＮＫ細胞が増強する。

まさに驚くべき「笑いの効用」を伝えている。

「笑い」には、さらに秘められたパワーがあるのではないか？

その疑問、探求心が、本書をまとめるきっかけだ。

伊丹医師のパイオニア的な研究に続き、いくつもの研究が、「笑い」の抗ガン作用を証明している。「笑いで八五％の人にＮＫ活性が増加」「最大でＮＫ細胞が六〜七倍増」。

笑いが生み出す免疫パワーには、ただただ驚嘆である。

そのメカニズムもわかってきた。「笑う」と脳から快感物質β-エンドルフィンが大量に分泌される。それがＮＫ細胞を大量増殖、活性化させるのだ。

まさに「笑い」はＮＫ細胞の栄養源！　これが「笑い」がガンを治すしくみだ。

ストレス解消効果も同じ。「笑う」とストレス物質コルチゾールが分解される。そして尿中に排泄されてしまう。こうして「笑う」とスッキリする。

一方で免疫細胞が受けとる酸素が増え、ＮＫ細胞などを活性化させ生命力はアップする。

「笑い」はアトピーもめざましく改善する。

「笑った」アトピー性皮ふ炎患者の九割が治る。「笑わない」患者は一割しか治らない。

そういえば「アトピー患者さんは笑わない」という。これはガン患者にも通じるだろう。

「笑い」はリウマチにも著効があることが立証されている。

リウマチの最上特効薬より、笑ったほうがよりよい改善効果が出た。

高い、怖いクスリより、「笑った」ほうが治療に卓効があるのだから皮肉だ。

また、筑波大学の研究では、食後二〇分間笑っただけで血糖値上昇が約四割も抑えられる。驚くべき結果だ。「笑い」はインスリンなど血糖降下剤より、はるかに安全で、はるかに効果的で、はるかに〝安上がり〟な妙薬だった！

笑うときの呼吸は、深呼吸より大量の酸素をとりこみ、腹筋などの筋肉の運動効果も抜群だ。見る間に血圧や脈搏も正常化する。身体のあらゆる数値が正常値に近づいていく。

「笑い」で脳もα波が出て究極のリラックス状態に導かれる。

その他、脳機能（前頭葉）を活性化する。笑うと「頭もよくなる」のだ。

●

「笑い」研究の圧巻は筑波大学、村上和雄名誉教授の「笑いが遺伝子を変える」という実験だ。

村上博士は、世界で初めて「笑い」によって二三の遺伝子のスイッチがオンになる現象を立証したのだ。「笑い」は遺伝子まで変えるパワーを持っていた。

専門家は「笑いは人類に備わった究極の防衛システム」と断言する。

「笑い」こそは、偉大なる自然が人類に授けてくれた最大の〝癒し力〟なのだ。

その深淵なる力には、地上のいかなる医薬品も及ばない。

腹の底からの「笑い」こそが、あなたの生命に奇跡を引き起こすのだ。

ガンで悩んでいるあなた。落語でも漫才でも、友人との冗談でもいい。腹の底から笑ってごらんなさい。

抑うつ症状に沈むあなた。鏡を見てニッコリ笑顔をつくってごらんなさい。

ホラ……なんとなくおかしくなってきたでしょう。

糖尿病のあなた。だまされたと思ってお笑い番組でも見て、ゲラゲラ笑いをしてごらんなさい。

なんとなく体も心もスッキリしたのを感じるでしょう。

アトピーに悩むあなた。声を出して笑ったのは、さていつですか?


わたしは確信する。「笑い」こそは悠久大自然の偉大な力……〝サムシング・グレート（神）〟……が与えてくれた賜物である。


現代医学も「笑い」が奇跡的効用を秘めていることに気付き始め、ただただ驚嘆するのみ……。

わたしは確信する。「笑いの医療」こそが二一世紀医療の中枢である。

それは、これからの医療の王道を占めることは、まちがいないだろう。

本書は人類に対する最良の福音……「笑いの効用」について、最新情報をできうる限り網羅した。

――ページをくるごとに、あなたの胸は希望と興奮に高鳴ることだろう。

第1章　「笑い」は寿命を二倍にのばす！
——笑うひとほど健康で、長生きできる

「笑わない」人、死亡率は「笑う人」の二倍（山形大医学部）

●「クヨクヨせんこっちゃ」

人としてこの世に産まれたからには、天寿をまっとうしたいものです。

百寿を超えるほど長寿のかたに、その秘訣をたずねる。

すると、答えはみなさん同じです。

「……クヨクヨせんこっちゃ。アハハ……」

長寿のかたは、そうじて朗《ほが》らかです。みなさん、よく笑います。

腹の底から笑うお顔は、幸せそのものです。

ふだんから、目もとにおだやかな微笑をたたえています。

そこには、他人へのいつくしみと、やさしさが漂っています。

そういうひとは、みずからも平安と感謝に生き、周囲のひとたちの幸せをしずかに祈っている

かたです。

「笑う門には福来る……」とは、古くからの言い伝えです。

最大の「福」は、長命長寿でしょう。大自然（宇宙）からいただいた生命をまっとうする。

それを超える至福があるでしょうか？

人生、日々の幸福は、毎日健康であることです。

すこやかな心身こそ人生の宝。「病」の前には万貫の財物も無力です。

長寿者はみなさん、陽気で明るく、前向きです。まさに「クヨクヨしていない！」。

その根本にあるのは、なにごとも感謝して受けとめる生き方のように思えます。

「笑う」が勝ち「怒る」が負け

それにたいして、笑わないひとはどうでしょう？

いつも眉間にシワをよせ、ムスッとしている。

気が陰々としていて、不機嫌が歩いているようなもの。いわゆる陰気です。

こういうひとと付き合うのは大変です。こっちは気が重くなります。

だいたい笑わないひとは、怒りっぽい。気に障《さわ》ることを一言でもいうと、ナンダトーッ!? と怒号が返ってくる。クラバラ、クワバラ……。さわらぬ神にたたりなし。

おっかないので、そういう人のまわりには、だれも近付かなくなる。

すると、さらに孤独で陰々滅々とする。気分どころか体調まで沈んでくる。

そこにさまざまな不運がしのびよる。病気、破談、破産……。

「笑門来福《しょうもんらいふく》」とは真逆です。それをわたしは「怒門来鬼《どもんらいき》」と呼んでいます。

まさに――**「笑う」が勝ち、「怒る」が負け**――なのです。

この真理を、医学的に証明した研究があります。

山形大学医学部の、世界初「笑いと寿命」の実験です。

●世界初「笑いと寿命」の研究

「……笑わないひとは、死亡率二倍」（山形大学研究チーム）

これは、びっくりでしょう。

山形大学医学部は、二〇一九年六月二五日、笑う頻度と死亡や病気のリスクを分析した調査を発表した。

この研究の対象者は、山形市など七市に住む四〇代以上の一般住民、合計一万七一五二人（平均年齢六二・八歳）。これら中高齢者を対象に、二〇〇九年から二〇一五年に基礎調査を実施。その後これらの人々が、一七年までに亡くなったり、病気になったりした事例を分析した。

追跡期間中に二五七名が死亡。うち一三八名が心血管疾患を発症していた。

基礎調査には、記述式の「質問票」が用いられた。その内容は「既往歴」「飲酒」「喫煙」「睡眠時間」「運動量」「ストレス」などとともに「笑う頻度」があり、これらを収集し分析したのだ。

●笑わない人は二倍死ぬ

「笑う頻度」とは「大声で笑う頻度」で、被験者は、①「ほぼ毎日」、②「週に一〜五回」、③「月に一〜三回程度」、④「月一回未満」の四グループに分類された。

①「ほぼ毎日」笑うひとと、④「月一回未満」しか笑わないひとを比較対照した。すると病気になりやすい年齢や喫煙といった因子を統計的に補正しても、死亡率に二倍の違いがあった。

「ほとんど笑わない人」は「よく笑う人」にくらべて、死亡率が約二倍高かった。

ふだん「笑わない人」は二倍早死にする――それが、世界で初めて医学的に証明されたのです。

面白いのは「たまに笑う」人でも、死亡率は「笑わない」人の半分であること。

ゲラゲラ笑いでなく、クスクス笑いでも、寿命を二倍にのばすのですね。

さらに、「笑わない」と心筋梗塞や脳卒中など心血管疾患の発症率も高かった。

「笑わない」人の心血管疾患発症リスクは、約一・六倍だった。

いつも苦虫かみつぶしたような顔をしている。

そんな人には、いろんな病気が寄ってきそうですね。

これまでの「笑い」に関する医学研究で、「食後血糖値が上がりにくい」「血管が柔らかくなる」「免疫力が上がる」などの医学的効用が解明されている。

今回の山形大報告は、さらに「死亡率半減」「寿命を倍増」という驚きの事実を解明した。

世界初「笑いと寿命」研究は、英文科学誌にも掲載され、海外でも大反響を呼んでいる。

■あなたは、どのくらい笑っていますか？

図１－１　「大声で笑う頻度」とその割合

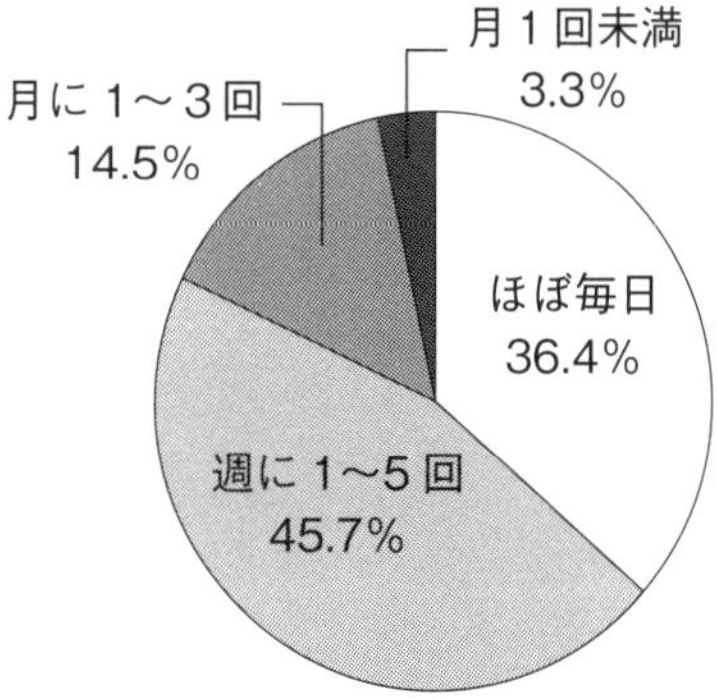

出典：「山形県コホート研究」
（https://www.id.yamagata-u.ac.jp/pdf/shiryou_0625.pdf）より作成

■笑わないと２倍早死にする！

図１－２　笑う頻度と全死亡

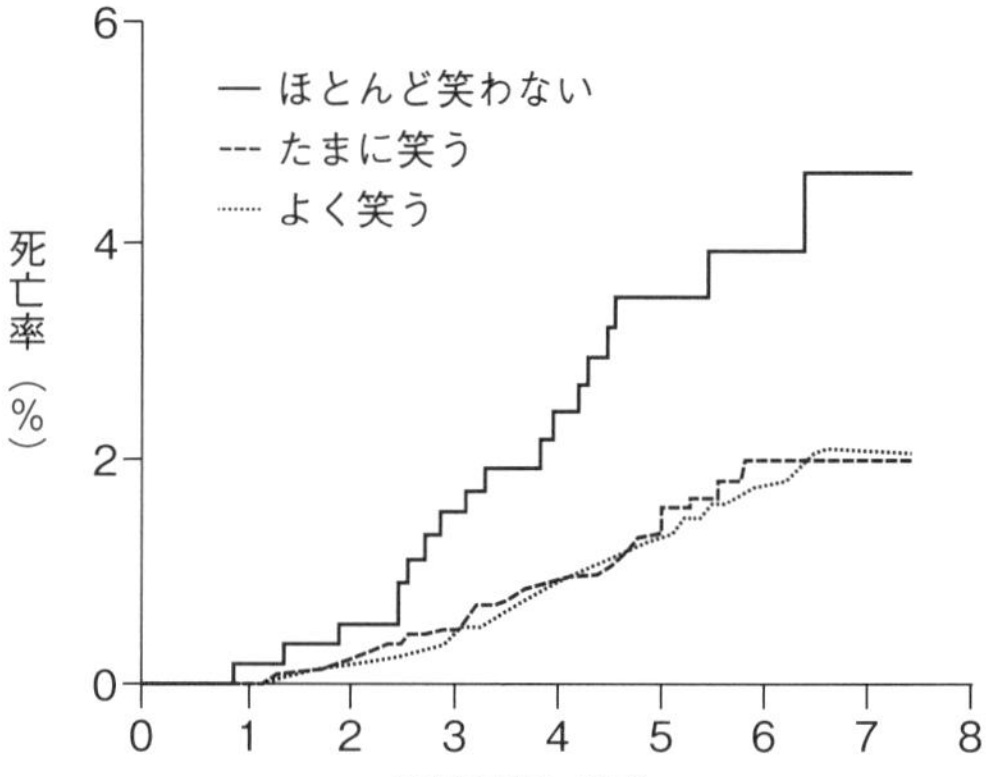

出典：「山形県コホート研究」（https://www.id.yamagata-u.ac.jp/pdf/shiryou_0625.pdf）

■「笑わない」人の心血管疾患リスクは1.6倍

図1－3　笑う頻度と心血管イベント発症率

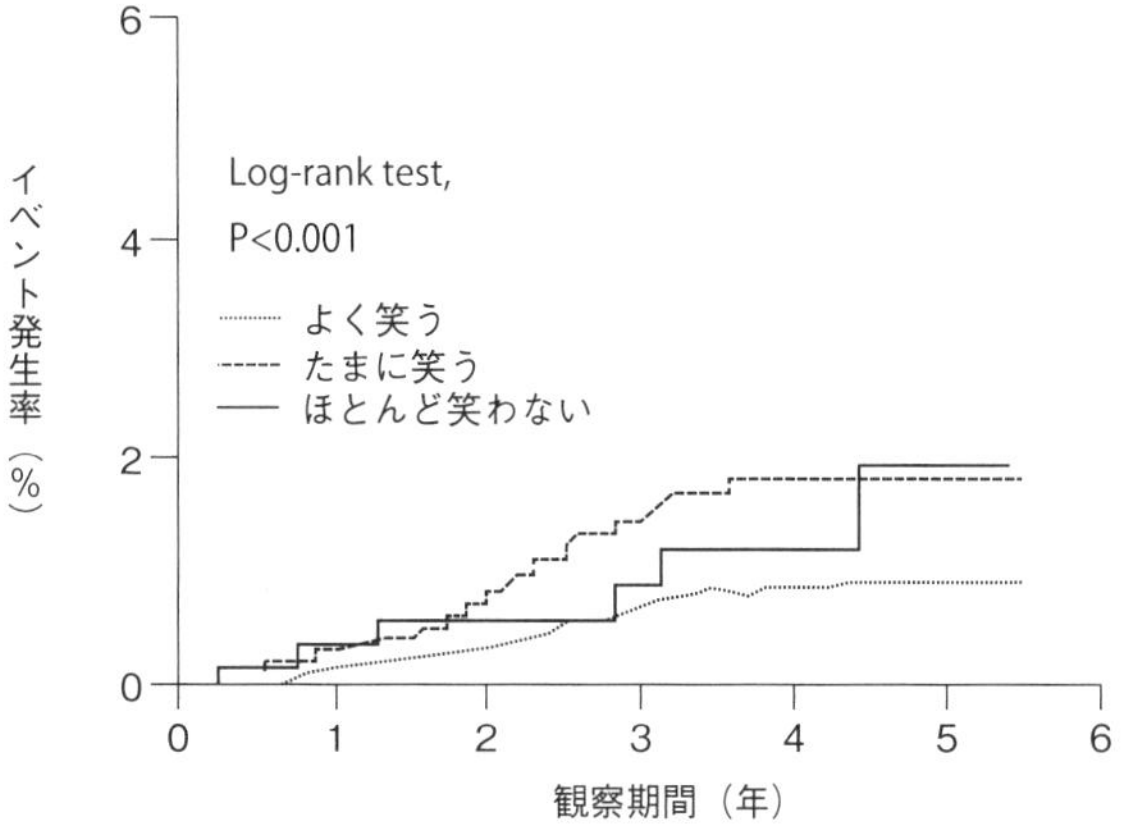

出典：「山形県コホート研究」(https://www.id.yamagata-u.ac.jp/pdf/shiryou_0625.pdf)

●副作用なし「笑い」のクスリ

研究チームの櫻《さくら》田《だ》香《かおる》教授は語る。

「……調査でも、笑うことが少ないかたの傾向として、男性、喫煙と飲酒の習慣がある、あまり運動しない、加えて一人暮らし」

孤独な男性高齢者のイメージが目に浮かびます。

「……これにたいして、一人暮らしであっても、女性の皆さんは、日ごろから近所づきあいがあって会話をする機会が多いため、笑う頻度が高いことでしょう」(同教授)

ここでも、人と人とのつきあい、ふれあいが、いかに大切かを感じます。

「……日ごろ笑う習慣がないかたは、まずはテレビで落語や漫才を見て笑うだけでもけっこうです。そして、外へ出て誰かと会話をすれば、さらに笑う機会が増えるかもしれません。副作用がいっさいない『笑い』という薬

を、ぜひ心疾患の予防にお役立てください」(『特選街』webより)

●二万人参加の大規模研究

「……ポジティブな精神的な因子が長寿、心血管病リスク、その他の身体障害のリスクの減少に関連するとの報告が増加」(山形大研究チーム)

これが、「笑いと寿命」に関する研究スタートとなった。

この研究プロジェクトは「山形県コホート研究」と命名された。

その目的は「――生活習慣病につながる体質と生活習慣の組み合わせを明らかにし、個人にあった健康増進・病気の予防法を提案する『先制』医療」である。

具体的には――

(1)山形県内の特定健診受診者二万人が参加。

(2)体質、生活習慣、健診データを徹底分析。

(3)他科と協力し、ガン、脳卒中、心臓病、認知症の発症メカニズムを解明。

これまでの医療は、病気になったひとが対象だった。

しかしこのプロジェクトは、先回りして、病気に先制攻撃をかける。

つまり、発症メカニズムを解明し、病気にならない生活習慣などを提案する。

これこそが真の予防医療であり、医学本来のありかたである。

●ポジティブな生き方と長寿の科学的関係

「前向き」な生き方が寿命をのばす――こういえば、「古臭い精神論だよ」と笑われそうです。

しかし、現代医学はちがいます。

「ポジティブな生き方」は、明らかに心身を健康にして長寿をもたらす。

そのことを疫学的・医学的に証明しています。

（1）修道女の研究（Nun Study）

カトリック修道女一八〇名を対象に、二〇代修道女の自筆日記の内容と、その後の寿命を追跡調査したところ、「人生に前向きの内容の日記を書いていた修道女ほど、長生きしていた」（『Pers Soc Psychol』2001 May: 80(5): 804-13）

（2）ジョージア百寿者研究（Centenarians Study）

米ジョージア州在住の一〇〇歳以上の老人にインタビュー。その性格、生き方などを分析し、ポジティブな考え方と実践が長寿をもたらしていることを解析。二〇〇六年に学術誌に論文が発表されている。

（3）東京百寿者研究

対象は東京在住一〇〇歳超の百寿者を対象とした調査で、二〇〇六年、二〇一四年に研究論文が発表されている。

その結果、これら長寿者に共通するのは「人生に対する前向きな態度と、何事にも感動する感性であった」。さらに百寿者たちは「外交的かつ楽天的な傾向がみられた」。

「笑わない」人は認知症リスク三・六倍（福島医科大学）

●笑わない人はボケるぞ！

「笑わない人」の死亡率二倍にショックを受けたあなた……。

それだけではありません。認知症リスクも三・六倍にはねあがるのです。

天寿をまっとうしようと思ったら、加齢は当然です。

それでも日々努力して、心身の老化を遅らせることはできます。

「心」の老化の一つの〝症状〟が認知症です。その典型が〝物忘れ〟です。

ただし、ただの「老化」によるものと、「疾患」の「認知症」ではちがいます。

両者は分けて考えるべきです（**表1－4**）。

「認知症」の特徴は、①「進行」、②「低下」、③「無自覚」、④「支障」……などです。

だれでも、年をとってもボケたくない、と思っています。

家族に迷惑をかけたくない。体力に加え、知力を保ったまま年を重ねたい。

しかし、認知症は老いとともにしのびよってきます。

この、ボケという恐怖を克服する道はあるのでしょうか？

「……それは、毎日、声を出して笑うことです！」

■「老化によるもの忘れ」と「認知症」はちがう

表１－４

	老化によるもの忘れ	認知症
原因	脳の生理的な老化	脳の神経細胞の変性や脱落
もの忘れ	体験したことの一部分を忘れる（ヒントがあれば思い出す）	体験したことをまるごと忘れる（ヒントがあっても思い出せない）
症状の進行	あまり進行しない	だんだん進行する
判断力	低下しない	低下する
自覚	忘れっぽいことを自覚している	忘れたことの自覚がない
日常生活	支障はない	支障をきたす

出典：相談 e-65.net

■「笑わない」と認知症リスクは 3.6 倍！

図１－５ 笑いの頻度と１年後の認知機能低下症状出現との関連（横断研究）

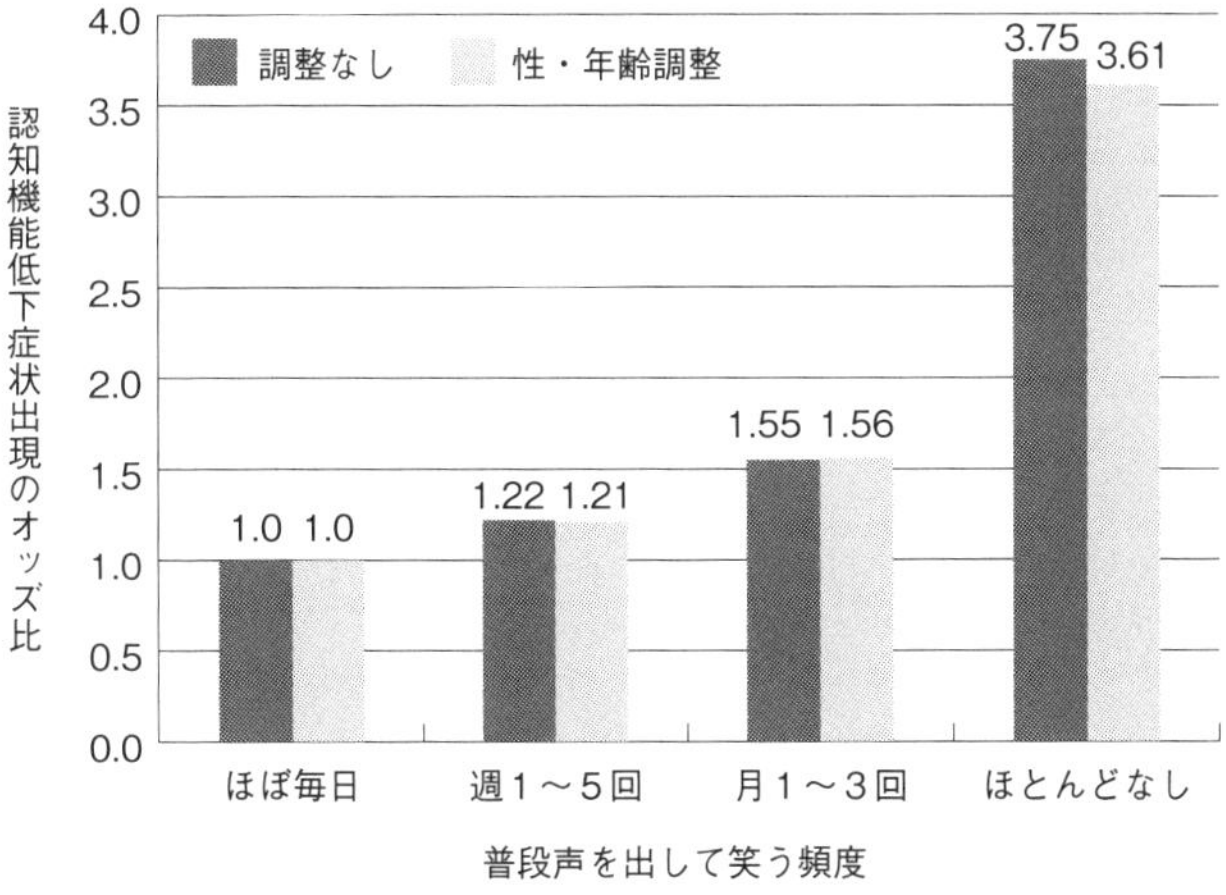

出典：健康長寿ネット

福島県立医科大チームの結論は、あっけないものでした（図1-5）。

同大が行った実験方法は、山形大と同じです。

笑う頻度を①ほぼ毎日、②週一～五回、③週一～三回、④ほとんどなし、の四段階に分類。

おのおののグループで認知症の発症度合いを追跡。

比較検討すると、驚きの結果が出ました。

「ほぼ毎日」声を出して笑うひとに比べて、「ほぼ笑わない」ひとの認知症リスクは、三・六倍にも上ったのです。

●ほんの少し笑いグセでOK

毎日、声を出して笑うひとは、ほんとうに陽気なひとです。

「気」つまりそのひとの「生命波動エネルギー」が高いのです。

だから正反対の陰気なひとにくらべて、認知症リスクは四分の一以下。それもとうぜんです。

ここで注目してほしいのは、「あまり笑わない」ひとです。

「笑うのは週一程度」のひとでも、認知症リスクは「笑わない」ひとの三分の一。「月に一～三回」とほとんど笑わなくても、「笑わない」ひとの半分以下……。つまり、クスリ笑いでも苦笑いでも、笑ったが勝ち、もうけもの。これは本書の各項目でもふれています。

いつも口をへの字にしている。周囲が笑っても、フンとさらに不機嫌の度合いが増す。

つまり偏屈というヤツで、とりつくシマもない。冗談も通じなければ、洒落《しゃれ》も判らない。

こういう人に「笑うと寿命が二倍のびるよ」「ボケのリスクは約四分の一」といっても、「ヘン！　おかしくもねぇのに笑えるかい！」と啖呵《たんか》を切る。

しかし、山形大、福島大の研究が教えてくれます。

「少しの笑いグセ」でも驚くほど効果がある、ということです。

苦虫を噛みつぶしている頑固オヤジでも、「ときどき笑う」だけで、認知症はめざましく防げるのです。

●箸が転がっても笑う若さ

まあ、もっとも理想は、毎日大きな声で笑う陽気暮らしです。

昔から「箸が転がっても笑う」といいますね。若い娘たちは、どんなささいなことでも笑う。

それは、若さのエネルギーがはじけているからです。

子どもたちも同じです。

元気な子どもたちが集まると笑い声がたえません。若さの波動エネルギーが満ち満ちている。

しかし、そのエネルギーも失われていきます。

年を重ねるほど、あのはじけるような笑い声とも無縁になっていきます。福島医科大の調査でも、年をとるほど「毎日笑う」人は減り、「笑わない」人の割合は増えています。

男性と女性をくらべても、その差がはっきり出ています。

女性は、「ほぼ毎日笑う」が半数以上で、「月一〜三回」「ほとんど笑わない」合わせても半分

■歳をとるほど笑わなくなる

図１－６　年代別にみた笑いの頻度（女性）

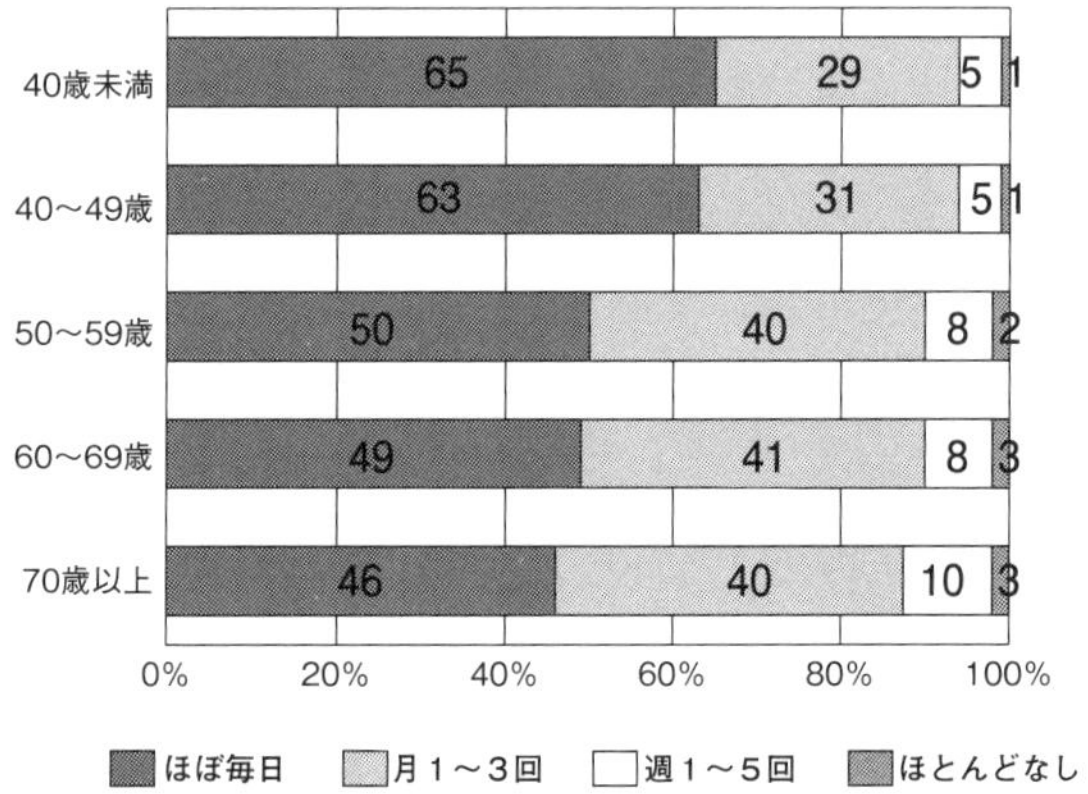

出典：健康長寿ネット

です。女性は平均寿命でも男性より長生きですが、山形大報告をみても、その大きな理由に「よく笑う」ことがあったのです。

老化とは、一言でいえば、加齢にともなう心身の変化です。

だから、高齢になるほど認知症の割合が高くなるのは、さけられません。しかし、それを防ぎ大きく減らすことは可能なのです。その最大予防法は、なんと「笑う」ことだった……。

ちなみに**図1－7**は、認知症の増加グラフです。従来の「血管性及び詳細不明の認知症」が横ばいなのに、アルツハイマーは一五年間で約一八倍という異常きわまりない増加率です。

アルツハイマーの原因として、アルミニウムなどの重金属、電磁波、狂牛病プリオン……など、複合汚染が指摘されています。もしかしたら原因の一つに、「笑わない」という〝現代の孤独〟も背景にあるのかもしれません。

■アルツハイマーは 15 年で 18 倍増えた

図１－７ 血管性および詳細不明の認知症、アルツハイマー病の患者数の推移

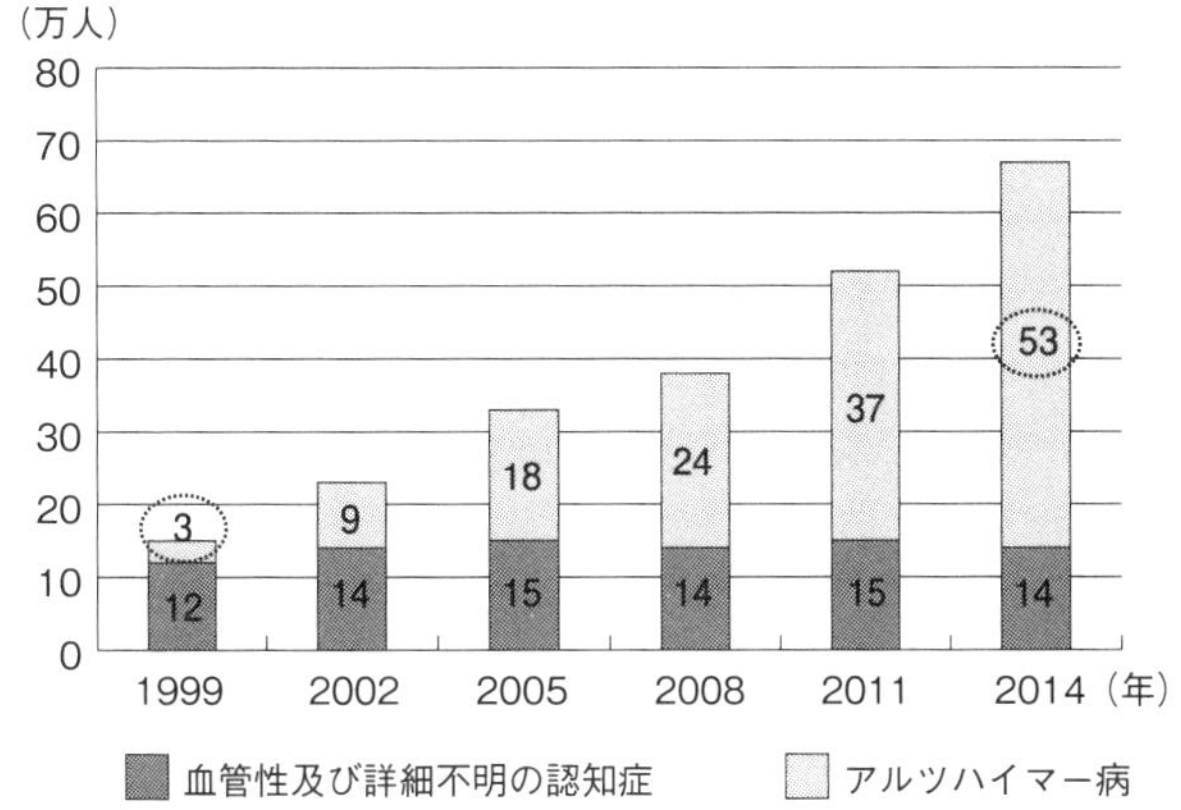

出典：平成 28 年版厚生労働白書

「笑い」と「感謝」は末期ガンも治す！

●「笑い」はガンも治す

ガンを攻撃する免疫細胞がＮＫ細胞です（扉カラー写真）。

それは体内をパトロールして、ガン細胞をみつけるやいなや体当たりで攻撃し、ガン細胞の細胞膜を破り、中に三種の毒性たんぱくを注入します。これでも食らえ！

すると、ガン細胞は即死……。扉カラー写真は、そのビフォー・アフターの貴重な映像です。

だから、ガンと戦うことは、かんたんです。

ガンと戦う兵士を増やせばいい。

この頼もしい兵士たちＮＫ細胞の増減は、主人であるヒトの精神状態に大きく左右されます。

「よし！ やるぞ」と前向きの気持ちになると、ＮＫ細胞は急激に増えます。

そして、「ああ！　気持ちいい」と快感を感じているときも、NK細胞は増加します。

快感をみちびくのは、β-エンドルフィンという快感ホルモンです。

このホルモンの別名は、〝NK細胞の栄養源〟。

だから、「前向き」で「気持ちいい」生きかたをすれば、いやでもNK細胞は増強します。

それは、ガン細胞を攻撃、消滅する。

つまり、「気持ちよく」「ポジティブ」に生きれば、ガンは消えていく……。

「心地よく」「前向き」な精神状態とは、まさに「笑っている」ときです。

だから、「笑い」がガンを治す。それは、医学的に説明できるのです。

●医者は「何が起きたのか？」

それともうひとつ必要なのは、感謝の心です。

ガンにかかったひとは、どうしてもガンを恨みます。「どうして俺だけに……」。

その悔やむ、憎む気持ちが、ネガティブな精神状態をつくります。

するとガンと戦う味方の兵士NK細胞が急激に減っていきます。喜ぶのはガン細胞だけです。

「前向き」と「感謝」の心……それで、ガンを克服したひとは数多くいます。

Aさん（六一歳、男性）は二年前、日大板橋病院で前立腺ガンと診断、順天堂病院でも同様で、「全摘手術」、「放射線治療」、「ホルモン療法」……のいずれかを選択するよう言われた。

「……もし転移してたら、死ぬかも」と弱音のセリフをはいたとき、妻は「何を情けないことを言ってるの。自分が死ぬと思ったら、本当にそうなるわよ。あなたを決して死なせはしない。絶対に治るんだから」と、玄関の冷たい板の間で、抱き合って泣いた。

そして、医師の勧めた療法はすべて断った。かわりに専念したのが自助療法である。

「……腹式呼吸をしながら、『ありがとう』をくりかえし、妻とスイスの草原をトレッキングしているイメージを鮮明に思い描きました。そして、前立腺ガンがなくなっている状態を思い描くようにしました。その後、四回も三九℃を超える発熱が続きましたが、解熱剤なども使わず、治癒反応として静かに過ごしました」

そして、一年後……。

Aさんは、病院の主治医から呼び出され、妻と二人で次のような説明を受けた。

「……私の頭のなかは混乱しています。何が起きたのか理解できません。とにかく、ガンがMRIでも消え、PSAマーカーも四以下です。こんな経験は、はじめてです。なにか〝魔法の薬〟でも飲んだ、としかいいようがありません」

Aさんの前向きの心と感謝の思いにより、ガンはしずかに消えていったのです（『笑って長生き』昇幹夫著、大月書店より）。

第2章　道を拓《ひら》いた偉大な二人
——カズンズとアダムス

ノーマン・カズンズ——「笑いの医療」のパイオニア

●平和を愛するジャーナリストが……

この名前は、心に刻んでおいたほうがよい。

彼こそ「笑いの医療」のパイオニアなのだ。一九一五年、アメリカ生れ。彼自身が、大変な難病に冒され、医師から不治と死の宣告を受け、一時は絶望の淵で苦しんだ体験を持っている。その彼を〝不治の難病〟から救ったものが「笑い」だった。

彼のもともとの職業は雑誌編集者だった。『サタデー・レビュー』という書評雑誌の編集長として、同誌を全米有数の総合評論雑誌に育て上げた辣腕《らつわん》ジャーナリストでもあった。第二次大戦中は反戦平和を唱え、戦後はケネディ大統領とソ連のフルシチョフ首相をつなぐパイプ役として奔走。日本とも所縁がある。広島、長崎で原爆に被爆した若い女性二五人をアメリカに招き後遺症のケロイド治療を受けさせるために心血を注いだ。日本でもその無償の行為を称え「原爆乙女の父」と語り継いでいる。

目に浮かぶのは戦争を憎み、民族人種を超えた平和を愛する純粋なヒューマニストの横顔だ。

●五〇〇分の一〝治癒率〟の難病

その一人のジャーナリストが、いまや……「笑いの医療」の父……として、世界中の医学者から賞賛を浴びている。まさに人生の機微とは、おもしろいもの。

きっかけは彼が五〇歳のとき。旧ソ連での仕事から帰国したカズンズは、異様な発熱と体の痛みに襲われた。たちまち首、腕、手指が動かなくなった。血沈は一一五と危篤状態と同じレベルにまで悪化。親友であった医者にかかると、重く下された病名は「脊椎炎《せきついえん》」……。この病気は膠原《こうげん》病の一種で、いちど罹ると「五〇〇人に一人しか治らない」という恐怖の難病だった。ついに寝返りどころか口も開けない重体に。専門医は「こんな全身症状からの回復例は見たことがない」と断言。まさに、それは現代医学では不治の病であり、〝死の宣告〟に他ならない。彼は悲嘆のドン底に落ち込んでしまう。

セリエのストレス学説――不快な気持ちは心身に悪影響する

●否定的情緒が人体の化学作用に影響

絶望の暗闇にあった彼の心にふと一冊の本の名が浮んだ。

『生命のストレス』……著者は、ストレス学説で有名なハンス・セリエ博士。「そうだ！　一〇年も前に読んだぞ」。そこでは、こう述べていた。

「――不快な気持ち、マイナス感情を抱くことは、心身ともに悪影響をおよぼす――」

なるほど、そうか。

ロシア旅行中にディーゼルやジェット機排ガスに酷くやられたことが発病原因と気づいた。

「副腎が疲弊し、身体の抵抗力が低下したからだ」。ならば「自分の副腎をもう一度、正しく機能させなければならない」

セリエは「副腎の疲労が、欲求不満や抑え付けた怒りなどのような情緒的緊張によって起こり得る」と明快に示していた。その著は「……不快なネガティブな情緒が人体の化学的作用にネガティブな効果を及ぼす」と記述していた。

さらにヒントはウォルター・B・キャノンが名著『身体の智恵』で存在を指摘した「ホメオスタシス」（生体恒常性）の力だ。

「自分の内分泌系……特に副腎……の完全な機能回復が重症の関節炎と戦うための絶対条件だ」

●プラス感情で心身ともに好影響を！

セリエのストレス学説は光明となった。

「では……その逆を行ったらどうなるだろう？」。カズンズはふと考えた。

「――快適な気持ち、プラス感情を抱けば、心身ともに好影響をおよぼす――のでは！」

つまり「ネガティブな情緒が肉体のネガティブな化学反応を引き起こす。なら、積極的な情緒は、積極的な化学反応を引き起こすのではないか？」。

「愛や、希望や、信仰や、笑いや、信頼や、生への意欲、が治療的価値を持つことも有り得るのだろうか」（『笑いと治癒力』ノーマン・カズンズ著、松田銑訳、岩波現代文庫）。

●一日三八錠……恐怖の薬漬けとオサラバ

その前に……とカズンズは気づいた。病院のベッドの上で、彼は薬漬けだった。

鎮痛剤、睡眠薬、抗炎症剤……などなど。彼は、当時のほとんどの薬に対して過敏性であった。にもかかわらず、一日投与量は、なんとアスピリン二六錠、抗炎症剤一二錠……合計三八錠！恐怖というか戦慄の薬漬け。全身にジンマシンができ「何百匹の赤蟻に皮膚を噛まれている」ように感じたのも当然。西洋医学は昔も今も、まったく変わっていない。

彼はまだジンマシン程度でよかった。現在の〝猛毒〟抗ガン剤漬けの治療では、毎年、日本だけで約三〇万人もが副作用死しているのだから……。

「わたしの身体が鎮痛剤の薬漬けになり、その中毒を起こしているかぎり、（体内の）〝積極的〟な化学変化を期待できるはずがなかった」（前著）

〝前向き〟療法に入る前に、彼はこれら薬物（毒物）をスッパリやめた。

病室に映写機——お笑いフィルムで「笑い療法」スタート

●病室に映写機を入れ喜劇で大笑い

「オーケー、レッツ・ゴー！」。平和運動家としての行動力が、ここでも役に立った。「快適な気持ち、プラス感情」を持つのにベストの〝クスリ〟があった。そうさ、「笑い」だ！「まず手始めに滑稽な映画がよかろう」。

それからカズンズが取った行動は、奇想天外。まるで映画の一場面だ。なんと、彼は、自分の病室に映写機を持ち込んで、喜劇映画を観ることに没頭したのである。暗くした彼の病室からは映写機の回る音と、彼の腹の底からの大笑いが響いて来た。友人の一人で、どっきりカメラ番組プロデューサーは〝傑作〟フィルムを送ってくれた。さらに喜劇『マルクス兄弟』……などなど。

西洋医学では、だれ一人思いつかなかった記念すべき「笑い療法」が、こうして始まった。

「効果はてきめんだった……」彼は著書に記している。

「ありがたいことに、一〇分間、腹を抱えて笑うと、少なくとも二時間は痛みを感じずに眠れる、という〝効能〟があった」

まさに〝笑いの鎮痛効果〟を彼は体感したのだ。

「……鎮静効果が薄らいでくると、また映写機のスイッチを入れた。笑いに満たされると、しばらく痛みを感じずにいられることが多かった」

さらに看護師は、色々集めてきたユーモア本を、枕元で読んでくれた。

彼は吹き出し、体をゆすって大笑いした。

●ホテルに引っ越し、のんびり大満足

ただ一つ、「この〝笑い療法〟には、マイナスの副作用があった。それは、ほかの患者たちの邪魔になることだった」。そこで、彼は病院を出てホテルに引っ越した。

「……ありがたいことに経費が病院の三分の一ばかりに減った。もう体を洗うとか、食事だとか、投薬だとか、ベッドのシーツの取替えだとか、検査だとか、病院のインターンの診察だとか言って、叩き起こされる心配がなくなった」とカズンズは大満足している。

これは現代の医療にも通じる痛烈な皮肉でもある。

「のんびり落ち着いていられる気分は実に素晴らしい。これが症状の好転を助けるのはまちがいない……」

現在でも「大病院に入院するのは殺されに行くようなもの」とある評論家は真顔で忠告した。病院の目的は「病気を治さず」「長引かせ」「できるだけ稼ぐ」ところ……と気づけばうなづける。

病院脱出はカズンズの「笑い療法」の効果をさらに高めることとなった。

●「笑う」と「血沈」数値が改善……！

彼は好奇心と探求心の人でもあった。膠原病の診断基準に「血沈」がある。これは「血液沈降

速度」の略。つまり「試験管にとった血液中の赤血球が何ミリ下がる（沈降する）か」を測定するものだ。膠原病では、この「血沈」が通常より早く沈降する。そこでカズンズは、自分の血液の沈降速度を測ってみることにした。

「笑いの療法」つまり滑稽な小噺を聴いて笑った前と後での「血沈」の変化を観察したのだ。

その結果「……笑いの後では、いつも少なくとも五ポイント改善した。この数字自体は大きくはないが、改善は持続的であり、累積的だった」と後に述べている。彼は〝不治の病〟が癒えていく手応えを得たのだろう。

もう一つ——。彼が「笑いの療法」とともに採用したのがビタミンCを大量にとる栄養療法。「笑い」が心の栄養なら「ビタミン」は体の栄養……と彼は実感していたようだ。

最初は一日一〇グラムを三〜四時間かけて点滴注射した。最終的には二五グラムものビタミンCを投与した。「これは大きな博打だ」。八日目、手の親指から痛みが消えた。血沈も急速に正常値に戻っていった。後にリウマチ関節炎は血中ビタミンCが低水準となるので「大量摂取の必要がある」ことが判明。彼は博打に勝った。症状は急速に回復していった。

全快！　医学部教授に——「笑いの医学」の道を行く

●そして〝奇跡〟は次々に起こった

〝奇跡〟は徐々に姿をあらわしてきた。不治の病の影はしだいに消えてゆき、代わりに健康で溌刺とした身体が復活してきた。五〇〇分の一の賭けに勝ったのだ。

腹の底から笑う――前向きの生き方が、こうして医師も見放した難病を打ち負かしたのだ。

「〝生きよう〟とする気持ちはクスリのように体に『効果』をもたらす」と彼は後に述べている。

彼は、自らの生命を救った「笑い」の持つ奇跡の力に目覚めた。

ほんらいジャーナリストの彼は、自らの「治癒の体験記録」を克明な論文にまとめた。

それは一九七六年、全米でもっとも権威ある医学専門雑誌『ニューイングランド医学誌』に掲載され、大反響を巻き起こすのだ。

彼は、そこでこう述べている。

「――『笑い』は、積極的・肯定的な気持ち、生への意欲をもつ、ということの一つの象徴と考えたい。そして、笑うだけでよい、というのではなく、理解ある医師との協力があってはじめて力が発揮される」

●ナントUCLA医学部教授に招聘《しょうへい》

〝奇跡〟の連鎖は続く。この論文に対して世界十数か国の多くの医師たちから反響の嵐が押し寄せて来た。なにしろ三〇〇〇通を超える手紙が彼のもとに届いたのだ。

そして……この論文を高く評価したカリフォルニア大学ロサンゼルス校（ＵＣＬＡ）はカズンズを医学部教授として招聘した。彼が専攻した研究分野は「心と体」の関係を究める精神免疫学。

一介の編集者だった彼は、医学者としての新たな道を歩き始める。

なにしろ、それまでの近代西洋医学は人体を唯物論的に、機械論的に見て、具合の悪くなった臓器や組織を治療あるいは除去すればいい……といった考えが主流だった。

まるで自動車修理みたいに人体を考えていたのだ。

そこに「笑うことで病気が治る」という実践体験と具体的理論をもたらしたノーマン・カズンズの提唱は、まさにコペルニクス的転換。それは天動説に対するガリレオの地動説の登場に等しいものだった。

いまや、「笑いの生理学」を否定する医学者はいない。

本書で述べているような「笑い」の様々な効能について立証が続出しているからだ。

「笑い」の奇跡……その驚愕の知見が世界中で臨床的にも、解剖学的にも、生化学的にも、証明されている。それは、つまるところ「生命を癒す」ものは、究極的に〝心〟である……という真理に到達するのだ。

「愛と、笑いと、希望と、信頼と、生への意欲……それらを尊重し、実践しなければならない……と信じてきた」（ノーマン・カズンズ）

精神免疫学――心と体……カズンズに始まる新しい学問

●茶目っ気とジョークとユーモア

カズンズ自体、ユーモアを愛する人だった。

彼は難病で入院していたときの思い出を語っている。

「……朝食をとっているときに、看護婦が検尿用の試験管をもって入ってきた。私は彼女の目を盗んでテーブルのリンゴジュースを試験管に注ぎ入れ、なにくわぬ顔で彼女に手わたした。彼女はそれを見て、『あら、今回は少し濁っていますね』。そこで私は『ほんとだ。よしもう一回、通してみよう』と言いながら、看護婦の手から試験管を奪い、ぐいと一気に飲み干した」

看護師の驚いた表情。片目でウィンクしたカズンズの茶目っ気たっぷりの表情すら浮かんでくる。このエピソードを『笑いの治癒力』（邦訳、創元社）に綴《つづ》ったアレン・クラインは語る。

「……深刻な病に倒れたとき、ユーモアがどれほど病人の気持ちを明るくするものか、また病気による体と心の痛手を乗り越えるのにユーモアがどれだけ役に立つものかを私たちは忘れている……」

ノーマン・カズンズのパイオニア的な業績は、いまや「精神免疫学」という最先端医学にひきつがれている。カズンズ自身、ＵＣＬＡ医学部で、その研究組織を発足させている。

その著書『ヘッド・ファースト――希望の生命学』（上野圭一・片山陽子訳、春秋社、一九九二年刊）は「笑いと健康」に関する理論的バイブルと言える。彼は医学者としての他、平和運動の実践家としても知られている。「笑い」を愛する人は「平和」を愛するのだ。

シュバイツァー博士——ユーモアと愛に生きた密林の聖医

●ここに「笑いの療法」の大先達

「……ユーモアを楽器と心得ているのではないか」

カズンズが、「笑いの療法」の大先達として尊敬するのがシュバイツァー博士。密林の聖医として名高い博士の知遇をえたカズンズは、その深い人格に共感する。

「……シュバイツァーは、ユーモアを一種の熱帯療法として、温度と、湿度と、精神の緊張とを、低下させる方法として用いた。じっさい彼のユーモアの用い方はすこぶる芸術的」と賛嘆する。

シュバイツァー博士は「いつも、自分がどんな病気にかかろうと、一番いい薬は、すべき仕事があるという自覚に、ユーモアの感覚を調合したものである」と信じていた。

博士はカズンズにこう言った。「疫病神は私の体内では、あまりいいもてなしをしてもらえないから、さっさと立ち退くようだね」。

シュバイツァーは音楽を愛し、一日としてピアノでバッハを弾かない日はなかった。

●「わたしの同業者」と呪術医を紹介

カズンズは、晩餐の席で「住民はシュバイツァー病院のおかげで、呪術医の超自然信仰に頼らずにすみ幸運ですね」と、うっかり口にした。

シュバイツァー博士は、まっすぐ見つめてこう言った。

「君は呪術医のことをどれだけ知っているのかね……？」

カズンズは無知の罠に落ちた自分を悔いた。

翌日、博士はカズンズをジャングルの中の空き地に連れていった。「わたしの同業者の一人じゃよ」と指し示した。そこには、年老いた呪術師が佇んでいた。博士と老人は互いにうやうやしく挨拶を交わした。博士は言った。「すまないが、このアメリカの友人にアフリカの医学をみせてやって欲しい」と頼んだ。その日が終わって、カズンズが「呪術医の治療で、すぐに治るのはなぜか？」と説明を求めると、シュバイツァーは、悪戯っぽい微笑を浮かべこう言った。

「それは、同業のわたしたちが成功するのと同じ理由によるのですよ。どの患者も自分の中に、自分自身の医者を持っている。患者たちは、その真実を知らずにわたしたちのところにやって来る。わたしたちが、その各人の中に住んでいる医者を首尾よく働かせることができたら、めでたし、めでたしなんです」

カズンズは、それは、いわゆる偽薬効果〝プラシーボ〟であり、それこそ自然治癒力の本領であることに気づいた。「〝プラシーボ〟は各人の中に住̇ん̇で̇い̇る̇医者なのだ」。

ユーモアと音楽とアフリカの人々を愛したシュバイツァー博士は、その積極的な情緒の力で九五歳という長寿を生きたのだ。

金言集――「楽しい心は医師と同じ働きをする」（『聖書』）

●ユーモアは血行をうながし若さを保つ

ノーマン・カズンズ著『笑いと治癒力』（前出）は、まさに「笑いの療法」のバイブルともいえる一冊だ。

「……お前が医師も回復不能と信じた、動けなくなる病気を『笑い飛ばして』全快したというのは本当か？……と問い合わせてくる人が多くなったので」と執筆の動機を書いている。

この著書には金言がちりばめられている。

▼「たとえ前途がまったく絶望的と思われる時でも、人間の心身の再生能力を決して過小評価してはならない」

▼「生命力というものは地球上でもっとも理解されない力かもしれない」

さらにウィリアム・ジェームスの言を引く。

▼「人類は、ともすれば自分で築いた枠の中に閉じこもって生き過ぎる」

▼「人間の精神と肉体の双方には、生まれながら完全と再生を求めつき進む能力が備わっている」

彼は言う。

▼「聖書には、――楽しい心は医師と同じ働きをする――と書いてある」

聖書は、まさに真の医書でもあった。

金言は続く――。

▼「陽気や喜びの〝生理学的〟特質に、着目する必要がある」（フランシス・ベーコン）

▼「ユーモアは血行をうながし、身体を若々しく、元気にし、いかなる仕事にも適するようにしてくれる」（ロバート・バートン、英国の著述家）

▼「大声の笑いはもっとも重要な肉体過程を促進する。それにより健康感……腸と横隔膜とを動かす情感……われわれの感じる満足感を満たす健康感を生み出す」「われわれは、それにより精神を通じて肉体に到着し、精神を肉体の医師として使用することができるのだ」（イマヌエル・カント『純粋理性批判』）

▼「ウィットとユーモアは、人間精神の高度に分化した表現である。陽気な楽しさは、神経の緊張に対抗するための非常に有用な方法であり、ユーモアは有効な療法になりうる」（ジグムント・フロイト）

▼「笑いは『人生の音楽』である。疲れ果てた医師たちよ。〝陽気な楽しさ〟を諸君らの薬とせよ」（ウィリアム・オスラー）

▼「腹を抱えての哄笑は、呼吸全体に好影響を与える」（スタンフォード大学教授、W・フライ『陽気笑いの呼吸構成要素』）

▼「大笑いにおそわれた人は脇腹が痛いという。しかし、その痛みは人の気分をすっかりくつろがせる。ぐったり寝そべりたくなるような好ましい〝苦痛〟である。ほとんどの人が一生、毎日

でも味わいたい〝痛み〟である」（H・パスキンド『笑いの筋肉緊張に及ぼす効果』）

●積極的情緒は〝活力〟増進剤

こうしてみると先賢の哲人、学者たちは、各々「笑い」の奥深い効用を感得してきたのだ。

カズンズも、笑いなどの「積極的情緒は〝活力〟増進剤である」と次のように断言する。

「今日では、科学的研究の結果、人間の脳にエンドルフィン（快楽物質）の存在することが確かめられた。これは分子構造や効果の点で、モルヒネに酷似した物質で、それはいわば人体それ自身に備わる麻酔薬であり、弛緩薬であり、人間が痛みに耐えられるのを助ける効果を持っている」

「積極的な情緒がそれを活性化するのかどうかも、まだわからない。しかし、『病気に勝って見せる』と決意した人々のほうが『不安で神経過敏になっている』人よりも、激痛に耐える力が大きい、ということは、今までの研究でも十分わかっている」

彼の確信と予言は、その後、次々と立証されている。

パッチ・アダムス――ハリウッド映画化され全世界が笑い、泣いた

●名優R・ウィリアムズの秀作に酔う

パッチ・アダムス……。その名も永遠に忘れてはならない。

カズンズと同様、かれは「笑いの治療」を独自の感性で実践し、広めた医者である。

その半生はアカデミー賞俳優ロビン・ウィリアムズ主演で映画化された。タイトル『パッチ・アダムス』。映画の冒頭に流れるクレジット。

「……これは事実に基づく物語である」

「創膏《そうこう》（パッチ）で傷を治す」という愛称でパッチ・アダムスと慕われた実在人物。一九九八年、ユニバーサル・ピクチャー作品。映画としても秀逸で深い感動の余韻を残す。

ユーモアとペーソス溢れる人物像を、名優ロビン・ウィリアムズは見事に演じ切った。人生の絶望の淵に立たされながら、病に沈む患者たちを笑わせ、微笑《ほほえ》ませることで、自らの人生をも救った一人の医者……。

■世界中が泣き、そして笑った

図2−1　映画『パッチ・アダムス』

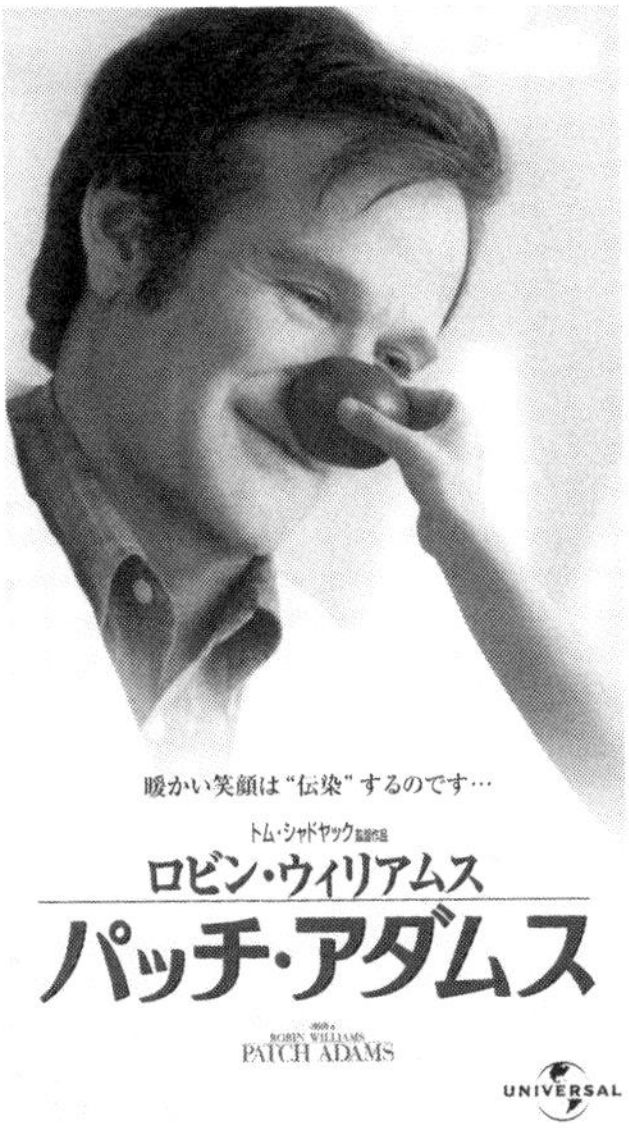
暖かい笑顔は"伝染"するのです…
トム・シャドヤック監督作品
ロビン・ウィリアムス
パッチ・アダムス
PATCH ADAMS
UNIVERSAL

出典：CIC ビクタービデオ㈱

静かなピアノの旋律とともに映画は始まる。遠く、雪景色の山道をバスが行く。

「……僕という男は吹雪の中をさまよっていた。同じところをグルグルと……小さな小さな自分。家はどこにあるのか……」。人生の途中で道を見失い、暗い森に迷い込んだ。

●自殺衝動で精神病院に入院して

九歳で父を亡くした彼は、各地を流転……生きる道を見失い、自殺衝動に懊悩し、ついに自ら選んだ〝家（ホーム）〟は精神病院だった。

一九六九年。「僕と外の世界にはミゾがある……」。同室は、リスの幻影に怯える患者ルディ。アダムスは一緒に大騒ぎすることでルディの狂喜と共感を得る。沸き出す天性のジョーク。病院の患者仲間たちは爆笑により、その顔には輝きが戻って来る。

「そうだ……」。アダムスは生きる光明を見いだした。「心を病む人々を助けたい」。

……二年後、かれは念願のヴァージニア医科大学に入学。年を食った医学生にもかかわらず、もちまえのユーモア精神と実行力で、学生仲間たちの共感を得ていく。その中に美人の女子医学生カリンもいた。彼は患者をベッド番号で呼ぶ非人間的な医療現場に反発、小児ガン病棟にしのびこみ、浣腸の赤いゴム球を鼻に付けて道化師のしぐさで子どもたちを笑わせる。ベッドに横たわるその瞳に輝きが戻る。起き上がり大笑いしながらベッドで飛び跳ねる。

彼は学友に語る。

「人間が相手である以上、人の中に飛び込む必要がある。海に飛び込むように……」

●愛する人の死、退学処分の宣告……

「ルールに従いたまえ！」。かれに反発、憎悪すら抱くのが敵役《かたき》の学部長だ。

「〝夢〟は医者をつくらない。私が医者をつくるのだ」

しかし、アダムスは諦めない。その自由奔放さに呆れていたカリンも、アダムスが試験でトップレベルの成績であったことに驚く。そして、二人は恋に落ちる。しかし、突然の悲劇が……。美しい彼女は、精神を病んだ一人の患者に殺されたのだ。失意のどん底で、医者への夢を諦めようとするアダムスを待っていたのは、病床で救いを求める人々だった。

山中に〝癒しの山小屋〟をつくり仲間と救済に奔走するアダムス。その彼に対して、大学側は除籍処分を決定。退学処分に異議を申し立てたアダムスと大学側との対決の場は、まさに映画のクライマックス。

彼は審判の席で、壇上の大学側理事たちに問いかける。

「……人を助けるのが医者では？　いつからお偉い職業に？　〝先生、どうぞこちらへ〟〝上席にお座り下さい〟〝さすがオナラも臭くない！〟」。無表情な理事たち。

「昔の医者は病人を助けてくれる――物知りで頼れる友達でした」「苦しみ助けを求める者に家のドアを開き、勇気づけ、熱が下がるように冷たい布を当てる」。彼の熱弁はつづく。

●人体の驚くべき働きに畏敬の念を！

「病気と戦う場での一番の敵は〝無関心〟です。教室では〝医者は患者と距離を置くように〟と……でも、人間同士が接触すれば必ず影響を与え合う。医者と患者には許されない？　そういう教えは、まちがいです。死を遠ざけるのではなく、生を高めるのが医者の務め。病気が相手なら負けることもある。人間が相手なら結果はどうあれ医者が勝つのです」

アダムスは二階教室を埋め尽した聴衆の医学生たちを振り仰ぐ。

「生命の奇跡に無感覚にならぬように！　人体の驚くべき働きに畏敬の念を！　重要なのはそれだ。成績など！　成績偏重が目標を歪め……」

学長の「アダムス君……！」の制止を振り切り「医者になる前に人間に！」。

静まり返って聴きいる学生たちの顔、顔、顔……。

「他人や友達、電話の相手……人と対話する能力を！」

後方に立ち並ぶ看護師たちのまなざし。

「後ろの素晴らしい人々とも友達に。毎日、患者の血と尿にまみれている看護婦は得難い教師だ。ハートが死んでいない教師を手本に。思いやりをもって……」。彼は壇上に向き直る。

「私は心から医者になりたいのです。私はすべてを失いましたが、同時にすべてを得ました。病院の患者やスタッフと時を過ごして……共に笑い、共に泣いた。生涯そう生きたい。神が証人です。今日の結論がどうであれ、私はなってみせます。世界一と呼ばれる医者に……。あなた方は卒業を阻《はば》み、私から免許と白衣を奪える。でも、学ぼうとする魂をおさえ込むことはできません」

教授陣の沈黙。そこに駆け付けてきた子どもたち。なんと彼が勇気づけた小児ガン病棟の子どもたち全員が後列に勢ぞろい。そして一斉にあの赤い鼻をくっつけ精一杯、笑顔を浮かべる。

「ありがとう……」

　感極まったアダムスの泣き笑い……。

●「たいまつが医学界に広まることを」

　休憩後――。大学側の下した結論は「……君はまた、我々医師を批判した。〝医学界の伝統に固執しすぎる〟と。しかし……生命の質を高めようとする君の努力に何ら過ちはない。君は既存の医療法と理念をより良いものにしようとしている。患者への思いにも脱帽する。成績もクラスのトップにある。卒業を妨げねばならない理由は何もない」。

　会場を埋め尽した人々に、会心の安堵の笑みが広がる。

「眉をひそめる言動がままあるにせよ……君の掲げるたいまつが、野火のように医学界に広まることを望みたい」

　全員、総立ち拍手。それは、いつまでも鳴り止まない。

　そして、卒業式――。「君らは、いまや医師なのだ！」と学長祝辞。次々に名前を呼ばれて登壇する卒業生たち。「……ドクター・パッチ・アダムス」。「いいぞ、パッチ！」会場から声。角帽に黒いガウンの正装で学部長から証書を受けとる。「体制に順応したようだな」と皮肉られ「ええ、もちろん！」。そしてアダムスが会場にお尻を向けて一礼すると、なんとガウンの下は素っ裸。会場は驚きと苦笑と爆笑、やんやの拍手の嵐……。

してやったりのアダムスの笑顔。ストップモーション。字幕がかぶさる。

●無料で一万五〇〇〇人以上の患者を治療

「――以後、一二年間、パッチは町医者として、無料で一万五〇〇〇〇人を超える患者の治療に当たった。現在はウェスト・ヴァージニアに〝お元気でクリニック〟を建設中。パッチに共鳴する一〇〇〇人以上の医師が、参加を申し出ている――」

ピアノの旋律。そしてフェイド・アウト……。

タイトル・ロール（出演字幕）バックに流れる歌も忘れがたい。

「……長い長い道のり／あそこからここまで／長い長い時間／やっと私の時が来た／感じるかい？　風向きの変化を／行く手を遮《さえぎ》るものはない／私を押さえつけるものもない／解き放たれた世界／（中略）長い長い夜／闇の中で迷い／やっと見つけた日の光／抱いていた夢がやっと叶って／青空に手がとどく／燃える火の中をくぐり、雨の中を歩いた／でも、私はくじけない。自分のハートを信じ続けたから」（『パッチ・アダムス』ＣＩＣビクタービデオ㈱より）

この映画はビデオ・ＤＶＤなどで観賞可。ぜひ、家族で観ることをおすすめする。心にしみいる感動に満たされて欲しい。

第３章　「笑い」の免疫力
――ガンもアトピーも消えていく！

ＮＫ細胞――ガン、感染症と戦う〝戦闘力〟

●免疫力（生命力）をパワーアップ

「笑い」効果の大部分を占めるもの――それが「免疫効果」だ。いわば〝笑いの免疫力〟――。

免疫力は生命力でもある。つまり、「笑い」は「生きる力」をパワーアップするのだ。

「笑う」とＮＫ細胞（ナチュラル・キラー細胞）が増える。その真理は、いまや広く知られている。ＮＫ細胞は「ガン細胞を攻撃する」という大切なはたらきがある。

ガンと戦う兵士たちだ。さらに体内に侵入したウイルスや病原菌なども攻撃し撃退する。

「……（ＮＫ細胞は）標的細胞と結合し、これを融解する。リンパ系細胞で末梢血、末梢リンパ組織に分布し、異種細胞を攻撃する。生体内ではウイルス感染防御、抗腫瘍作用（抗ガン作用）、とくに（ガンの）転移抑制にはたらき、骨髄細胞や抗体産生細胞の分化にも調節的にはたらく……」（『医学大辞典』南山堂）

あなたが笑えば、体内のＮＫ細胞数はみるまに増えていき、活性化し、増強される。

よって「笑い」はガンや感染症と戦う戦闘力を一気に高める。「笑い」には劇的な効果があるのだ。

●笑顔をなくせばガンや様々な病気に

人体には健康な人でも一日、三〇〇〇〜五〇〇〇個ものガン細胞が産まれている。

ＮＫ細胞は、そのガン細胞を発見して破壊してくれるのだ。

ＮＫ細胞は、ガン細胞に食いついて細胞膜を破り、ガンを破壊、退治する（口絵写真①参照）。

こうしてＮＫ細胞はガンの発生を防いでいるのだ。たくさん「笑った」あとは、その他のさまざまな免疫細胞群も活発化する。免疫力全体がグンと底上げされる。だから「笑い」は「アトピー性皮ふ炎」や「ぜんそく」「花粉症」にまで効くのだ。

ところが、ストレスや怒り、不安など……さまざまな原因で「笑い」「安らぎ」が消えていくと、ＮＫ細胞など免疫細胞のはたらきが弱り、ガンやさまざまな疾病が発症しやすくなる。

もはや、たかが「笑い」と軽くみるわけにはいかない。

「……前途がまったく絶望的と思われる時でも、人間の心身の再生能力を決して過小評価してはならない」（ノーマン・カズンズ『笑いと治癒力』前出）

お笑いを一席――落語でＮＫ活性が上昇！

●古代ギリシアでは喜劇は一種の治療法

紀元前の中国の医学書にも、「笑い」が健康によい――ことが書かれている。古代ギリシアでも、喜劇を観ることが病気の治療法とみなされていた。

『笑い学研究』（№８、２００１・７「日本笑い学会」編）に発表された西田元彦医師らの研究成果に注目しよう。それは落語を聴く前と後で、初期免疫能の指標の一つであるＮＫ細胞活性を測定したもの。対象者は二七名。うち健常者二三名、リウマチ一名、高血圧症二名、甲状腺機能昂進症一名（男性六名、女性二一名）。

二〇〇〇年六月三日、豊橋文化センターで落語会を開催。高座に上がったのは真打ち、柳亭燕路師匠ほか。約一時間五〇分、お時間をちょうだいして、おおいに笑ってもらった。演目は「あまり深く考えさせない、とにかく馬鹿ばかしい噺を」という主催者の依頼にこたえて古典落語「長命」「犬の目」。実験三〇分前に参加者全員から採血してＮＫ活性を検査しておく。

●三つの方式で笑いレベルを測定

さらに、各自、落語を聴いたときの笑いレベルを確認するために、落語を聴いた後に三種類の「アンケート」調査を実施。それは①フェイス・スケール法、②言語的方法、③ＶＡＳ法（ビジュアル・アナログ・スケール法）は名前は大層だが、じつは一〇㎝の横線を〝ものさし〟のように使う測定法。左端のゼロは「まったく面白くなかった」。右端一〇㎝は「非常に面白かった」。その一〇㎝目盛上に、自分の感じた「度合い」を〇印で記入してもらう。

これは簡単だが、相当正確な結果が出る。

設問用紙には、「今回の落語を聴いて、現在の気持ちに一番近いものに丸をつけて下さい」と、①〜③の設問が準備されている。①②は五段階評価。③定量的に「気持ち」を図示できる。このように「文章」や「イラスト」で示されると、「これだな」と即答でき、客観評価が可能となる。

●「面白い」「愉快」「腹をかかえた」

さて――。「落語の笑い」の効果のほどは？

①フェイス・スケール法の笑いレベルでは「最高の笑顔」（左端）が、落語を聴く前は〇名だったのに、落語を聴いた後には七名になっていた。二番目に楽しい笑顔（左から二つ目）も〇名が一一名に増加。けっきょく落語体験前とくらべて笑顔レベルが上昇した人は二四名。低下した人はわずか一名、変化のなかった人二名……という好成績だった（図3－1）。

②言語的方法でも「面白い」：五名、「愉快」：一三名、「腹をかかえた」：八名と大好評（図3－2）。

③VAS法では、さらに「非常に面白かった」に集中した（図3－3）。

以上から「今回の笑いの講座は、最高レベルではないが、中等度以上の笑いレベルを示している」（論文）。

■3つの方法で「笑い」のレベルをはかってみた

図3－1　表情評価法による結果

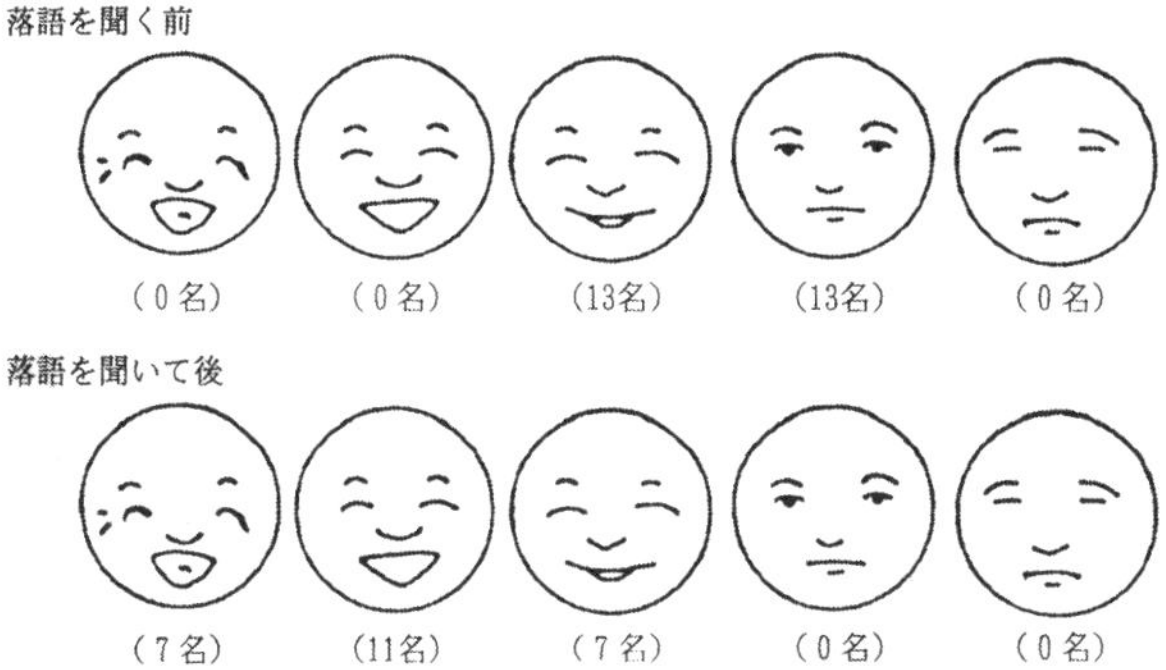

図3－2　言語的方法

・全然面白くなく、他の人が笑っているのが不思議だった。	0名
・あまり面白くないが、時には、他の人の笑いに誘われて笑った。	0名
・面白いところでは時々笑った。	5名
・愉快に楽しく笑った。	13名
・腹をかかえて思いきり笑えた。	8名

図3－3　VAS法による評価

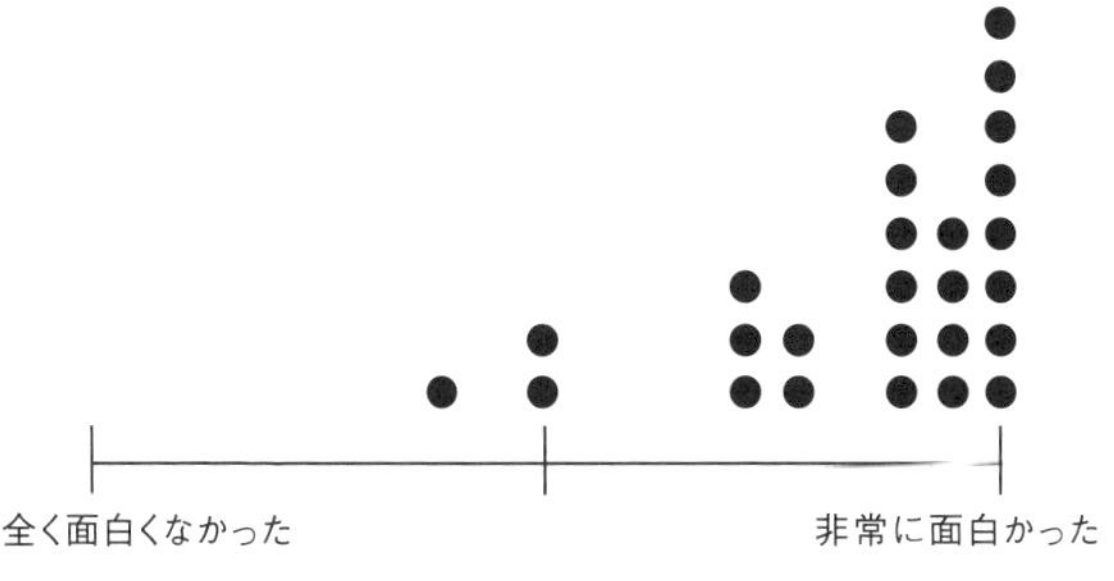

出典：『笑い学研究』（No.8、2001.7）より

■おおいに笑った人ほどNK細胞は増えていた

図3－4　NK活性の変化

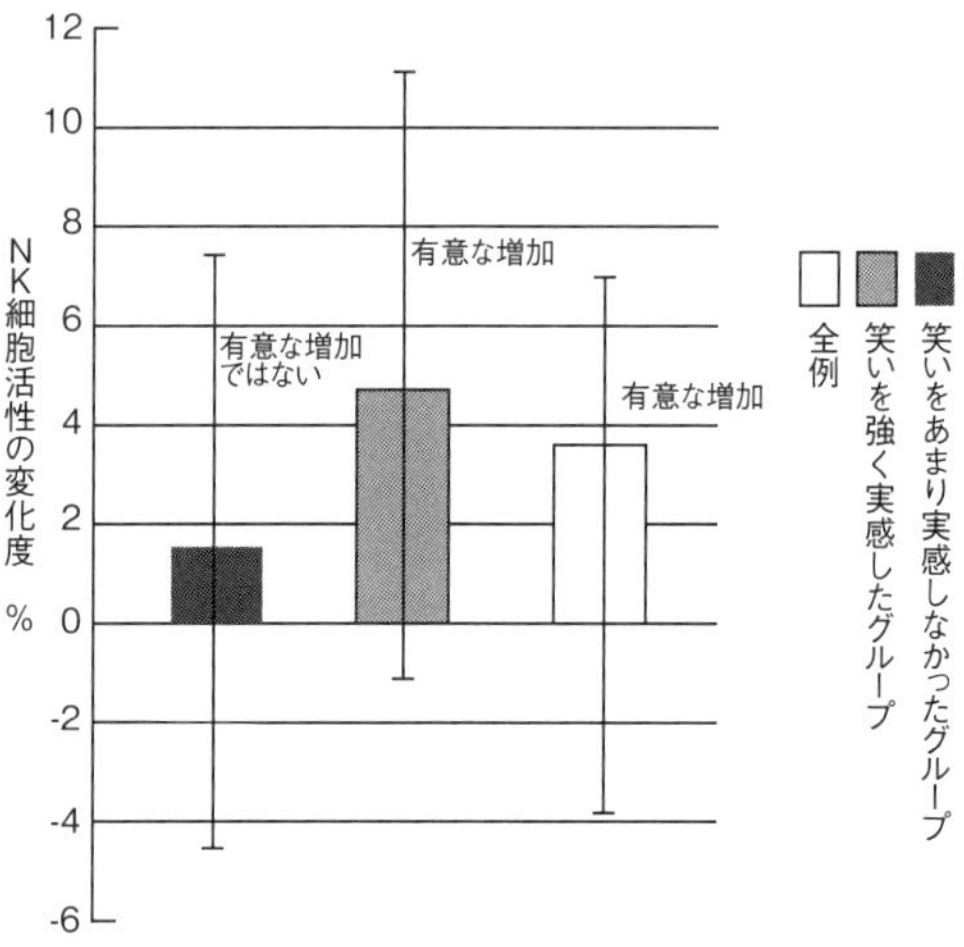

出典：『笑い学研究』（前出）

●大笑いで八五%にNK活性増加

つぎに注目のNK細胞活性は、どう変化したか？

笑い体験前後に測定したNK活性は……二七名中一八名（六七%）は、笑い体験後NK活性が上昇していた。

また低下した九名中七名は、笑い体験前の値が、もともとNK活性の標準値（三五～五五%）を超える値を示していた。つまり、もともとNK活性が標準値以下で、笑い体験後にNK活性が低下した例は二名のみ。

つぎにA「笑いを強く実感した」グループと、B「あまり強く実感しなかった」グループとを比較してみた。

Aグループは「フェイス・スケール法で、笑顔が二ランクアップした」か言語的方法で「腹を抱えて思いっきり笑った」と答えた一三名。それ以外をBグループとした。

■Aグループ：笑い体験後にNK活性が増加したものは一三名中一一名（八五%）。ここでNK活性が低下した二名は、もともとNK活性が標準値を超えていた人たちだった。NK活性の変化度は五・五％。「全員の変化度三・八％とともに、統計学的にもはっきりと増加していることが確認された」（論文）。

■Ｂグループ：ＮＫ活性の変化度は、わずか一・六％。「統計学的に見て、明確に増加しているとは言えない」（論文）（図３－４）。

●ＮＫ活性はストレスで低下、笑いで上昇

ＮＫ細胞こそ人体の自然免疫の中心的役割を果たしている。

だから、その活性は免疫能力を示す指標となる。

「また、ＮＫ細胞は、他のＴ細胞やＢ細胞などの免疫細胞と異なり、自然のままの状態で、ガン化細胞、感染細胞をいちはやく認識、殺傷するはたらきをしている。つまり、生体をガンや感染症から防御するという重要なはたらきをしている」（論文）

最近、このＮＫ細胞は、いろいろなストレスにより変化を起こすことが知られてきた。

さまざまな研究報告によれば肉体的ストレス、精神的ストレスでも、ＮＫ細胞活性は低下していく。

さらに、うつ病患者でもＮＫ活性が低下するという。

しかし、ＮＫ活性増加という逆のことも起こる。その引きがねが「笑い」なのだ。

■笑うとガン細胞抑制物質インターフェロンも消費される

図3－5

被験者16人

笑う前		笑った後	笑う前		笑った後
100	↘	28	29	↘	21
17	↘	11	27	↘	16
20	↘	9	53	↘	41
18	↘	11	38	↘	30
28	↘	20	37	↘	18
22	→	23	18	↘	6
23	↘	20	56	↘	48
27	↘	9	24	↘	20

笑うことによってインターフェロンが増加し、急激に活発に働き出して、ガン細胞を退治しに出ていくため数値は減っている（日本テレビ系「ワンダーゾーン」'92年6月29日より作成）

出典：『「笑い」で奇跡がつぎつぎ起きる』（藤本憲幸・神原新著、文化創作出版）

●「笑い」でリウマチ患者も改善

たとえば吉野慎一医師らは『関節リウマチ患者に対する笑いの影響』を発表している（一九九五年、『心身医学』三六（七）、五六〇～五六四）。

落語を聴かせて、免疫系、神経内分泌系の変化を観察したところ、NK活性に変化は認められなかったが、リウマチ等の病気で異常を示す免疫指標の一つであるCD4／CD8値の改善などの変化を報告している。

「……われわれの実験でも、笑いのレベルが高いと、NK細胞活性の上昇も高くなるということを、より明確に証明できた。今回の検討は、笑いがガンや感染症を予防する健康法の一つとして積極的に生活の中に取り入れていく必要性を示す根拠といえるのではないでしょうか」

西田医師らは、希望を込めて結んでいる。なお、笑うとガン増殖を抑えるインターフェロンが消費されることも証明されている（**図3-5**）。

ガン細胞を攻撃――頼もしいわれらが兵士たち

●NK細胞がガン細胞に喰いつき溶かす

伊丹仁朗医師らの研究で、たくさん笑った後は、免疫細胞が活発化することが証明されている。おおいに笑えば、ガン細胞など病原体への攻撃力もおおいに高まる（「笑いと免疫能」『心身医学』三四（七）五六五～五六七）。

笑いで活発化したNK細胞が、果敢にガン細胞の細胞膜に攻撃を仕かけている様子も顕微鏡撮影されている（口絵写真①参照『ガンに勝つ技術』朝日出版社）。

まず、肉体や精神がストレスを受けると、どうしてNK活性は低下するのか？

そのメカニズム――。

生体はストレスを感知するとコルチゾール値が上昇する。

●〝ストレスホルモン〟コルチゾール

人が肉体や精神に強いストレスを受ける。すると脳の視床下部から副腎皮質ホルモン放出ホルモンという物質が出て、脳下垂体を刺激する。すると下垂体から副腎皮質刺激ホルモンが分泌される。その刺激で副腎皮質からコルチゾールが産生、放出される。

これはステロイドホルモンの一種。タンパク質と脂肪を分解し血糖値を上昇させ、免疫抑制作

■"ストレスホルモン"コルチゾールは最大20倍も激増

図3－6　うつ病に多くみられる症状

身体的症状	頭痛　頭重感　めまい　首や肩のこり　不眠　性欲減退　過食　拒食ドライマウス　味覚異常　吐き気　嘔吐　のどの違和感　便通異常　大腸過敏症　神経性頻尿　胸やけ　胸部圧迫感　心悸亢進　筋肉痛　疼痛　月経不順（女性）PMS（女性）など
精神的症状	憂うつ感　抗うつ感　不安感　心配性　グチっぽい　劣等感　クヨクヨ罪悪感　自臭感　イライラ　孤独感　孤立感　自殺願望　無気力　妄想感　依存症　集中力低下　判断力低下　記憶力低下　興味・関心の低下など

出典：『免疫力は笑顔で上がる』（高戸ベラ著、小学館）

用が特徴だ。強いストレスを受けるほど血中濃度は急激に上昇する。よって別名は〝ストレスホルモン〟。最大ストレスを受けると血中濃度は二〇倍以上に爆発的に増加する。

その効果の半減期は八～一二時間。よって血中コルチゾール濃度を測れば、どれくらいストレスを受けているか一目瞭然の尺度となる。

じつはうつ病の人も、この〝ストレスホルモン〟を多く抱えこんでいる。うつ病はストレス病であることは、その症状からも明らか（図3－6）。体内のNK細胞など免疫細胞群は、このストレス物質コルチゾール濃度が増えると、はたらきが抑制され、その数は急減する。

そのため免疫力全体が急低下してしまう。つまり――**①ストレス→②血中コルチゾール上昇→③NK細胞減少→④免疫力低下**――となるのだ。

●「笑い」でコルチゾールを分解排泄

ところが落語を聴いたり、笑ったりすると、このコルチゾール値がグンと低下する。それは医学的に立証されている。メカニズムは、まずワッハハ……と笑うと、酸素が大量に血中に取り込まれるからだ。するとコルチゾールは酸化、分解、代謝され尿中に排泄されていく。すると、さらに免疫細胞が受けとる酸素量が増え、NK細胞等のはたらきが活発化していく。

このメカニズムの解明により、医療現場では、「笑い」を医療サポートに取り入れる動きが急速に進んでいる。つまり……人が「笑う」のは、理由があったのだ。

それは横隔膜を大きく上下させる腹式の呼吸で体内に酸素を大量にとりこみストレス物質コルチゾールを分解し、脳内にβ－エンドルフィンを分泌させて、〝怒り〟や〝攻撃〟のホルモン、アドレナリンを中和消去する。こうしてストレスや病気から身を守る。

●人類に備わった究極の防御システム

つまり、「笑い」は、人間にほんらい備わっている大切な防御反応だったのだ。

人間の体はそもそもストレスを解消するために「笑う」ようにできているのだ。「笑い」こそまさに数十億年前にDNAを創造した〝サムシング・グレート〟が、人類にプレゼントしてくれた究極の防御システムなのだ。使わなければ損だ。笑うほどに生命力は強くなり、笑うほどに感染症やガンにかかりにくくなるのだから……。

「善玉ペプチド」――NK細胞の攻撃力をアップ

●NK細胞の〝栄養源〟善玉ペプチド

「笑う」と、NK細胞を再び活性化、パワーアップさせる強い味方が分泌される。

「笑い」の刺激で、脳内に「善玉ペプチド」が大量に分泌されるのだ。

「……ペプチドとは、二つ以上のアミノ酸がペプチド結合したもの。タンパク質とは異なり生物活性をもつ。ホルモンや微生物が産生する抗生物質もペプチドの仲間」(『医学大辞典』前出)

その「善玉ペプチド」は血液やリンパ液に乗って、全身に運ばれる。これは一種の情報伝達物質。NK細胞表面に「善玉ペプチド」がくっつくとNK細胞のはたらきを活性化させる。つまりガン細胞への攻撃力がアップ……!「善玉ペプチド」は、NK細胞の〝活力源〟だ。

①「笑い」→②脳内善玉ペプチド→③NK細胞に善玉ペプチド結合→④NK細胞活性化→⑤血中に酸素取込み→⑥コルチゾール分解→⑦さらにNK活性化→⑧ガン、感染症への抵抗力増大……。

これが「笑い」で免疫力が増強される仕組みだ。

免疫グロブリン――免疫力を測るめやすの一つ

●お笑い映画を観た学生では急増

グロブリンとは、動植物界に広く存在している単純タンパク質群を指す。そして免疫グロブリンは「抗体と、それに構造的に関連したタンパク質の総称」(『医学大辞典』)

免疫力を測るめやすの一つが免疫グロブリンAだ。とくに風邪の予防には欠かせぬものだ。やはり、「笑い」や「心の動き」で分泌量に差があることが判っている。

ウェスタン・ニューイングランド大学のディロン博士らの実験が面白い。一〇人の学生にユーモラスで「笑える映画」と、「そうでない映画」を三〇分ずつ見せて、その前後の唾液中の免疫グロブリンAの量を測定している。

するとユーモア映画を観た後では免疫グロブリンA量は目立って増加していた。

いっぽう「笑えない」映画のばあいは変化ナシであった。

また、ふだんからユーモアがあり笑いの多い生活をしている学生は、その免疫グロブリンA量も高い水準にあった。つまり、「笑って過ごせば、風邪も引かないぜ!」というわけだ。

アトピーも治る――アトピーの人は笑わない？

●最近、笑っていますか？

「アトピーの人は笑わない⁉」

この言葉に少しギョッとする。これはアトピー治療専門誌『あとぴナビ』（2005、№14 5）の特集記事。そういえば「ガンの人は笑わない」とも聞く。

いつも陽気にニコニコ笑っている人はアトピーともガンとも無縁そうだ。

同誌は「笑いや音楽など心をリラックスさせることが、アトピー克服にとって、いかに大切か……」を説いている。

アトピー性皮ふ炎も、「笑う」ことで症状が改善した、という報告もある。また、リウマチの痛みが軽くなったという臨床報告すらあるのだ。まさに、「笑い」は百薬の長。

アトピーは、アレルギー反応が強く出ることから起こる。アレルギーは免疫反応の基本の「抗原抗体」反応が過剰に進行したときに発症する。つまり体内免疫システムが狂っている。

では、同じ免疫システムの一種「抗原抗体」反応は、「笑い」で改善されるのだろうか？「コメディ映画を観て、笑うとアレルギー反応が軽減されることがわかってきた」（『あとぴナビ』誌前出）。以下、木俣肇医師（佐藤病院アレルギー科部長）の実験報告より。

●『モダン・タイムス』で全員よくなった！

そこで紹介されているのがアレルギーのある人に、チャップリンの『モダン・タイムス』を観せて、変化を観察した実験である。用いられたのは「プリックテスト」。これは腕の皮ふ表面を専用針でつついて、様々なアレルゲン物質を塗布し、その結果でアレルゲンを特定する方法。その物質にアレルギー反応があると、ジンマシンのように皮ふが盛り上がったり（膨疹）、皮ふ表面が赤く（赤疹）なる。

まずは、のべ二六名のアレルギー患者さんたちに、あらかじめ「膨疹」を付けておく。次に大きさ（直径）を測定。さあ、『モダン・タイムス』が始まった。流れ作業の近代工場を皮肉ったチャップリンの傑作。そのベルトコンベアーにフラフラになる仕草には、誰でも大笑いだろう。

こういう笑いの実験（診断？）は、受けるほうも楽しい。

さて、「笑い」の効果は？　おどろいた。笑った後、全員「膨疹」の大きさが小さくなったのだ（図

■笑っただけで、全員アトピー性皮膚炎の腫れが引いた！

図3-7　『モダン・タイムス』鑑賞による膨疹《ぼうしん》反応の減弱

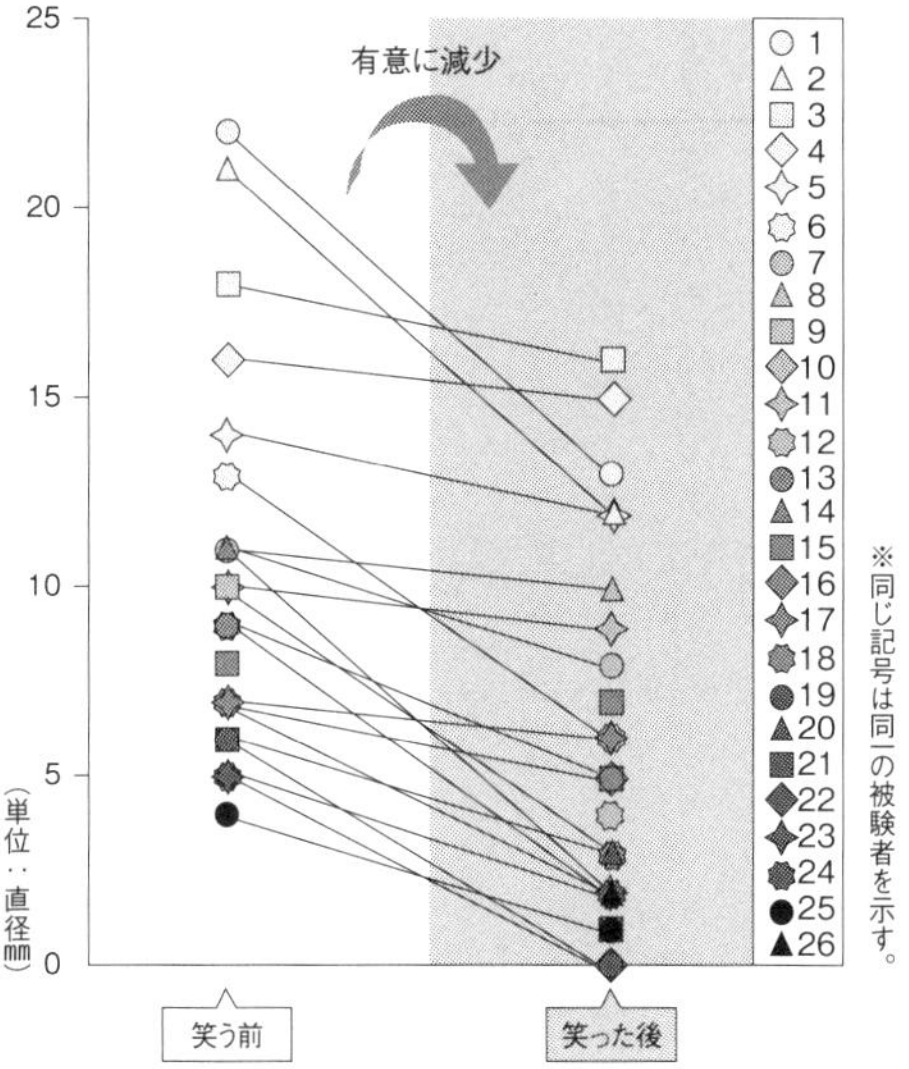

出典：「Effect of humor on allergen-induced wheal reactions」木俣肇

3-7）。まさに一目瞭然。つまり「笑い」の効果でアレルギー（膨疹反応）は改善したのだ。

　笑っただけでアトピー性皮ふ炎の腫れが引いた。

　これならステロイド等、副作用が怖いクスリより、はるかにいい。

●Mr.ビーンで「紅斑」が縮んだ

　次に登場したのがイギリスの喜劇俳優Mr.ビーン。九歳の子になりきった悪戯《いたずら》芸が爆笑を誘う。まずアレルギー患者さんたちは喜劇を観る前に、やはり「プリックテスト」。針でひっかいた腕に各々アレルギー反応を起こす物質①ダニ、②スギ花粉、③猫毛、④ヒスタミンを塗布して腫れ（膨疹）や、赤

■これぞMr.ビーン効果！ アトピーの赤みが縮んだ

図3－8 “The Best Bits of Mr.Bean”のビデオを観て笑うとアレルゲン、ヒスタミンの誘導で紅斑は縮小する

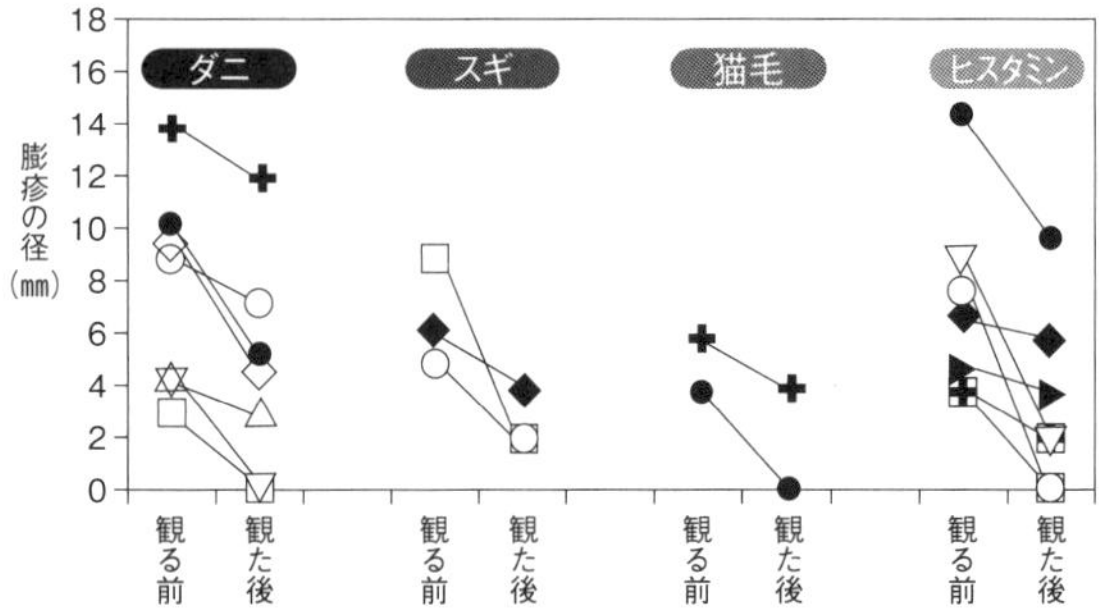

出典：『ストレスと臨床』第10号（2001.11）研究論文「アトピー性皮膚炎における笑いの効果」

疹（紅斑）をつくっておく。

さて、ビデオでMr.ビーン劇場の開演。コミカルな演技は、一度吹き出すと止まらない。ゲラゲラ、クスクスと笑って楽しんだ後、これら皮ふアレルギー反応を測定すると、全員で「膨疹」「紅斑」のサイズが縮んでいたのだ（図3-8）。

ダニ、スギ……などアレルゲンにかかわらず、笑うだけでアトピー性皮ふ炎は改善されることが、ここでも立証された。それも、笑った回数が多い人ほど、よくなっていたのだ。

むろん、辛いカユミも減少。この「笑い」のアトピー改善効果は、笑ったあと三～四時間も続いた。

これもノーマン・カズンズの実験に通ずる。重症の膠原病の痛みの改善効果は、笑ったあと三～四時間は持続したのだ。

痛くなると、また喜劇映画のスイッチを入れる……。それを繰り返したのだ。

そのしくみは?——「笑い」がヘルパーT細胞(二型)を減らし……

●IgE(抗体)減少でアトピー改善

ただ笑うだけで、悩みのアトピー性皮ふ炎がよくなった。

その奇跡のメカニズムは、つぎのとおりだ。

アレルギー反応の程度は抗体(IgE)値で調べることができる。抗体(IgE)は、体内に侵入した異物(抗原:アレルゲン)を見つけると、それに体当たりして攻撃……合体して体外に排泄する。このとき抗体(IgE)が必要以上に異常増殖して過剰攻撃してしまう。これがアレルギー反応だ。だからIgE値が高いほどアレルギー反応は激しい。またIgE値が低いとアレルギーは改善されたことになる。その値は血液検査で分かる。

さて、IgE値の増減を大きく作用する存在がある。それがヘルパーT細胞だ。

ヘルパーT細胞は人間の免疫反応の指揮官のようなもので、一型(Th1)、二型(Th2)の二種類がある。通常、二人の〝指揮官〟は、互いに抑制しあってバランスよく存在している。

ところが、この平衡が壊れて二型優位に傾くと、急にアトピーになりやすい体質となる。

このシーソーのようなヘルパーT細胞バランスに大きな影響を与えるのが、「笑い」なのだ。

イライラ……ストレスだらけの生活をしていると二型優位に、ユッタリ……落ち着いた生活では二型は減少していく。

つまり、**①笑う→②リラックス→③二型減少→④IgE値減少→⑤アレルギー反応減→⑥アトピー改善……**というメカニズムだ。

この①〜⑥の変化の流れで、喜劇映画を観ただけで、アトピー（膨疹など）は縮んでいった。

しかも、ゲラゲラ笑っただけで、すぐ皮ふ炎に改善効果がある。

「笑い」には速効性があるのだ。

●［改善例］は九割が笑っていた

「笑い」が「アトピー」を改善させた。その貴重な臨床報告もある。

担当医は、木俣肇医師（大阪府枚方市、佐藤病院）。対象はアトピー性皮ふ炎の患者さん二三七人。一二週間の追跡調査。男性、女性別に診療中に「笑いがあった」患者さんと「笑わなかった」患者さんとでは、アトピー改善に大きな開きがあったのだ（**図3-9**）。

［改善例］と［非改善例］をくらべれば一目瞭然。アトピー患者二三七人のうち一二週間で一九七人が「改善」している。そのうち「笑いがあった」例は一七七人。なんと「改善例」全体の約九〇％を占める。九割もが笑ったから〝治った〟のだろう。

グラフ下の「非改善例」は四〇人。そのうち「笑い」が見られたのは、わずか四人。つまりアトピーが治らない人は一割しか「笑わなかった」のだ。その差は、あまりに対照的——。

つまり「非改善例」の四〇人も、おおいに笑えば、約九割は改善したと思える。辛いアトピーが快方に向かえば、笑顔がわいてくる。すると、笑いの効用で、さらに改善する。嬉しくてニコ

■9割が笑って治った！

図3－9　アトピー性皮膚炎の改善と笑い

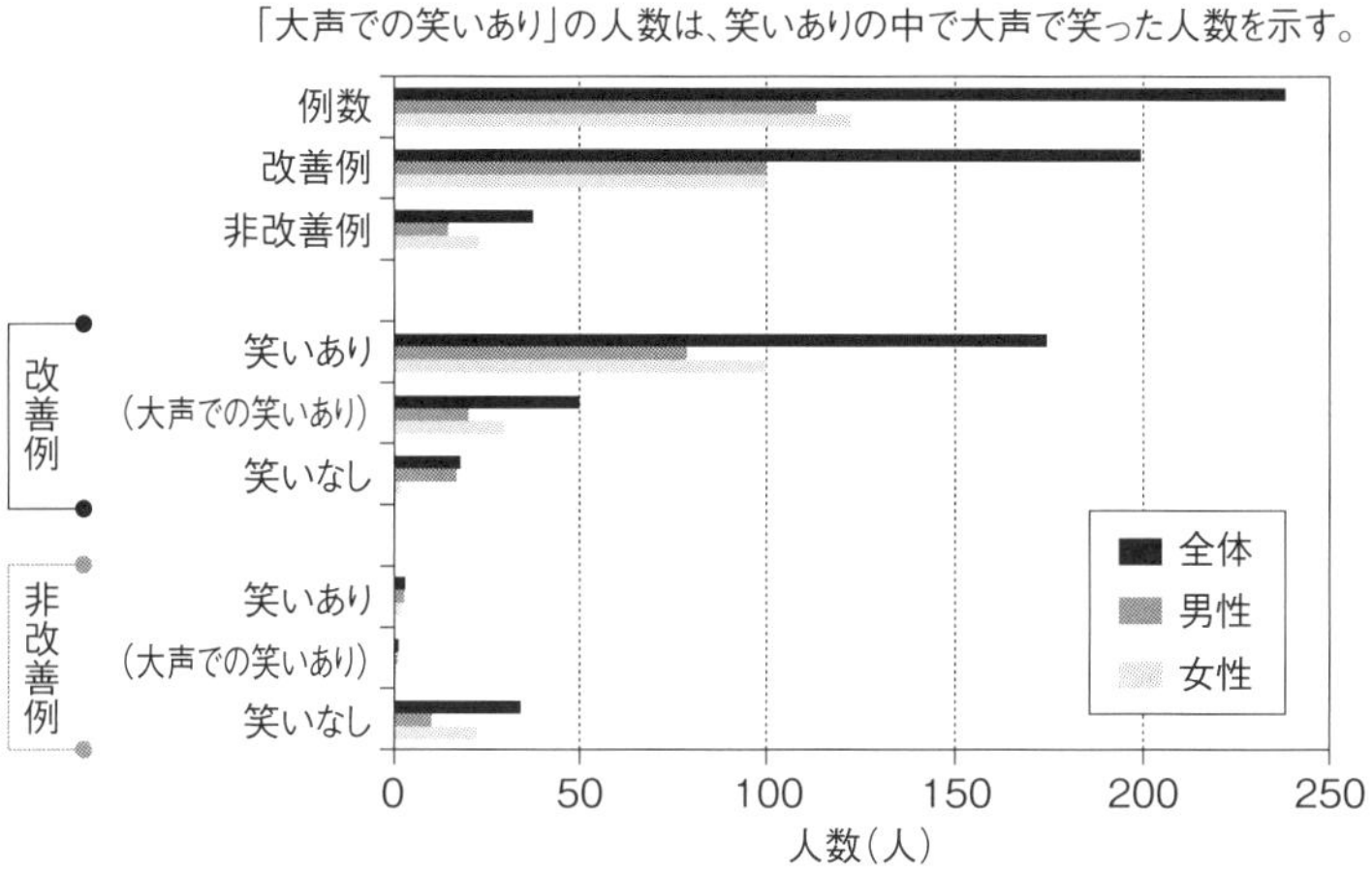

「大声での笑いあり」の人数は、笑いありの中で大声で笑った人数を示す。

出典：『ストレスと臨床』第10号（2001.11）研究論文「アトピー性皮膚炎における笑いの効果」

ニコ……。さらにアトピーは治っていく。これが「笑い」の奇跡だ。

まさにアトピー治療においても、「笑い」はあらゆる治療に勝ることが立証された。なお木俣医師らが用いたのはアレルギー反応を抑制する内服薬のみで、強い副作用が問題となっているステロイド剤は一切不使用。さらにさまざまな生活指導も行う。このクリニックの改善率は九〇％強――。

改善すると笑顔が出る。すると「笑い」の効果でさらに改善する……のだ。

母乳も――お母さんがニコニコ笑顔で飲ませると

●赤ちゃんのアレルギー反応が減った

「アレルギー疾患を笑いで乗り越えよう！」

画期的な「笑い」と「アトピー」治癒との関連を証明した木俣医師のよびかけだ。

これらの研究成果は、英字論文として『ＪＡＭＡ』というアメリカ医学雑誌にも発表。米医学界に衝撃が走ったことは、まちがいないだろう。

木俣医師はアメリカＵＣＬＡに留学し、アレルギー学とユーモア学を勉強。ＵＣＬＡといえば、あの「笑い」の伝道師ノーマン・カズンズが精神免疫学の教授を務めていた大学。おそらく、かれもカズンズのユーモア医学の薫陶を受けられたのだろう。今は、大阪府でユーモアを学びつつ、赤ちゃんから八七歳の高齢者まで、アトピー性皮ふ炎をステロイドホルモンを使わずに治療している。彼は日本笑い学会の会員。その機関誌『笑い学研究』（No.12、２００５・７）に〝笑いの実験〟の裏話を披露。

「……アトピー性皮ふ炎の方々は、日々の笑いも少ない生活です。しかし、そういう患者さんがチャップリンなどのビデオを観て笑うとアレルギー反応が減弱」「さらに発展し、アトピー性皮ふ炎の乳児では、授乳時にお母さんが笑うと、その笑いが乳児のアレルギー反応を減少させることを発見。お母さん方は、授乳のときには、ぜひニコニコして下さい」（一部要約）

●「笑い」はホルモン分泌量も左右

昔からの言い伝えで「笑顔で赤子に乳やればよく育つ」と言われる。

まず木俣医師はアトピー性皮ふ炎の患者に多い脂肪肝に着目。これはフォアグラのように肝臓に脂肪が蓄積する症状だ。原因は言うまでもなく過食。それを証明するように、アトピー性皮ふ炎で脂肪肝の人は、食欲抑制ホルモン〝レプチン〟が高い値を示す。これは「……食物の摂食過多を抑制し、脂肪肝の警告や予防なのかもしれません」（木俣医師『笑い学研究』No.11）。

この〝レプチン〟は粉ミルクにはほとんど含まれない。一方、母乳には豊富に含まれる。ところがアトピーの母親の母乳には、なぜか少ない。せっかくの母乳なのに粉ミルクを飲ませたような結果になっているのだ。ところが木俣医師は、実験で「アトピーの母親が笑うと母乳中〝レプチン〟量は見事に増加する」ことを解明。昔からの言い伝えを、初めて科学的に証明したのだ。

「笑う」とホルモン分泌まで変化するのだ。

●粉ミルクでもお母さんの笑顔で大差

次に、木俣医師は考えた。

母親が笑ってスキンシップするだけで乳児のアレルギー反応は減弱しないだろうか？

その実験方法は笑いを誘う。お母さんたちをAB二つのグループに分ける。授乳はABとも哺乳瓶でミルク授乳。Aグループは「横山やすし・きよし」のテープを聞いてクスクス、ゲラゲラ笑いながら授乳。Bグループは天気予報テープを聞きながら……（むろん誰も笑わない）。

「……驚くことに、母親が笑いながら授乳をした群では、全員で（赤ちゃんの）アレルギー反応が減弱しました。一方、母親が笑わない場合は、乳児のアレルギー反応は不変か、むしろ増強する場合もありました。授乳というのは、エネルギーも使いますので、やはり、赤ちゃんにはストレスなのです。しかし、それを母親の笑いで逆転できる。是非ともヤングママには、笑いながら授乳して欲しいと思います。まちがっても、怒りながら授乳してはダメ……」（木俣医師『日本笑い学会新聞』№66）

同じ哺乳瓶での授乳でも、母親が「笑う」と「笑わない」だけで、乳児のアレルギー反応にこれだけの差が出るのだ。昨今の子どもたちのキレる、ムカックの荒れる背景には、笑いを忘れた母親たちの存在もあるのでは……と空恐ろしくなった。

なにはともあれ、ほがらか母さんが一番ということだ。この研究はヨーロッパの医学雑誌にも掲載。日本発、笑いの研究として、またもや話題をさらったことだろう。

「ぜんそく」「花粉症」――やはり「笑い」でおどろきの改善

●木俣医師の誇るべき実践研究の成果

木俣医師は、さらに「気管支ぜんそく」や「花粉症」など目にくる「アレルギー性結膜炎」と「笑い」との関連も研究している。

その結果――。「気管支ぜんそく」の患者さんに『モダン・タイムス』を見せて笑ってもらうと、メサコリンという気管支を刺激し収縮させる物質への抵抗性が増すことが判明。つまり「笑い」は気管支の抵抗力を強くして「ぜんそく発作を起こりにくくする」ことが立証されたのだ。

また「アレルギー性結膜炎」は涙の中にアレルギー反応を引き起こす抗原たんぱく質（IgE）が流出してくる。IgE値が高いほどアレルギー結膜炎は重症だ。春先の「花粉症」で眼がシバシバして涙目になるのは、花粉が抗原となって、結膜でアレルギー反応を起こしているからだ。とうぜんIgE値は高値。ところが「花粉症」の患者さんたちを『モダン・タイムス』で「笑わせる」と、涙の中のIgE値が減少した！

つまり「笑い」は、「ぜんそく」や「花粉症」などにも効くことが証明されたのだ。

ちなみに、他の抑うつ症状の病気にも「笑い」の効果は証明された。

木俣医師が更年期障害で抑うつ状態の一四人の女性たちに①チャップリン、②Mr.ビーン、③横山やすし・きよし……の順でビデオを三日間見せて、抑うつ状態の改善効果を測定した。すると一四人全員に抑うつ状態が改善されていた！

木俣医師のこれら実践研究は、まさに素晴らしきパイオニア・ワーク。国際的にも大きく評価されるべきだろう。

●治療に笑いを！　楽しくすごそう！

私は冗談ではなく、本気でアトピー治療現場に、この「喜劇療法」を取り入れてもらいたい。

「落語」でも「漫才」でもかまわない。これだけ劇的効果のあるクスリ、治療法が他にあるだろうか？　そして、「笑い」には副作用はゼロなのだ。

それとも、たかがお笑いでアトピーが治ったら、医者はオマンマの食い上げですか？

もっと「笑い」のあふれるクリニックをめざしてほしい。

「アトピー性皮ふ炎の方々は、さまざまなストレスを、いかに克服し、予防するかが大切です。また、笑い以外には、愛情も（キスも）とても大切なアレルギー反応抑制因子です」

木俣医師のアドバイスを紹介する『あとぴナビ』（前出）もやさしく語りかける。

「友人とのおしゃべり、食後の団らん、テレビを観たり、漫画を読んだり……笑いは見つけられるのではありませんか？」「笑うことがアレルギー反応を軽減するのですから、さっそく今からでも、楽しいことを考えてみましょう。たとえ、その効果が数時間しかなくても、それが積み重なって、笑いの効果は長くつづくのです。それが、アトピー改善の第一歩に……楽しくなってきませんか」

この〝アレルギー反応〟を〝ガン〟に変えれば、これらアドバイスすべて、素晴らしいガン治癒への実践なのです。

第４章　人類、あなたもわたしもみんな〝ガン患者〟

毎日ガン細胞が――健康な人でも三〇〇〇〜五〇〇〇個

●ガン専門医は手先が震える真実

伊丹：……人類の体内では、毎日ガン細胞が発生しているんですよ。

サトウ：ええっ、そうなんですか。

伊丹：はい。たとえ若い人でも、健康な人でも、一日に約三〇〇〇個〜五〇〇〇個くらい、ガン細胞が発生しているんです。

――以上の会話は大切だ。これは『笑いの健康学』（三省堂）で、著者、伊丹仁朗医師と漫画家サトウサンペイ氏との会話のくだり。伊丹氏は一九三七年生れ。倉敷の「すばるクリニック」院長。すでに一九八〇年代からガンの心身医学的治療にとりくんでおり、「笑いと免疫力」分野での研究でもさきがけだ。

伊丹氏が言うように、若い人でも、健康な人でも、毎日「約三〇〇〇個〜五〇〇〇個ものガン細胞が産まれている」ことに「ウッソー⁉」とびっくりした方も多いはず。

それ以上に、愕然と顔色が変わったのは、全国のお医者さん達かもしれない。

とりわけガン専門医は、手の先がふるえる思いがするのではないだろうか。

なぜなら――「健康な人間でも、毎日、体内で数千個のガン細胞が産まれている」という現実は、彼らの存在を根底からひっくり返してしまいかねないからだ。

つまり、日本の医療費、年間約四三兆円という驚倒する巨額な医療利権の約半分を独占してきた〝ガン産業〟の膨大利権が、音を立てて崩壊しかねないからだ。

●約二〇兆円に群がるガン産業マフィア

それは、虚妄の近代医学理論（利権）の壮大な瓦解をも意味するのだ。

かんたんに言おう。日本だけでも毎年、約二〇兆円を掌中にしてきたとみられる巨大なガン産業――。これは、製薬メーカー、病院、医者から国家（政府）さらにはマスコミまで巻き込んだ目のくらむ闇のビジネス・ネットワークだ。わかりやすく言えばガン・マフィア。

その前にマフィアの定義をしておこう。それは人を殺して膨大な利益を得ながら、一切の法的裁きを免れている連中のことだ。

わたしは前著『抗ガン剤で殺される』（花伝社）で「毎年三一万人が〝死んでいる〟といわれるガン患者の約八割、二五万人は、抗ガン剤や放射線、手術など〝ガン治療〟で殺されている」

と満腔の怒りをこめて告発した。

わたしはこの書で、日本のガン専門医たちを〝殺人者〟〝虐殺者〟と断じた。

なのに、全国数万人はいるはずの彼らからの抗議はゼロだ。〝誤り〟の指摘すらない。

●一〇人中九人の医師が「船瀬支持」

マフィアの一画をかたちづくるマスコミも、本書をことごとく黙殺した。

しかし、『サンデー毎日』のみが小さい扱いではあったが本書を紹介した。その勇気に良心と志の片鱗を感じた。さて、全国の病院や医療機関に大きな影響力をもつ『健康情報新聞』（2005・5・18）が、この本『抗ガン剤で殺される』をとりあげた。大見出しは『抗ガン剤の有効性を問う――ADG（アンチ・ドラッグ・ジーン：反抗ガン剤遺伝子）の働きで無効』。

この新聞は、果敢にも医療機関、医者などに緊急アンケートを実施。一〇件の回答が得られ、そのうち「船瀬氏の主旨に賛同する」が九件。「そうは思わない」が一件であった。

同紙は東大医学部出身者の医師による、次の証言を掲載している。

「……患者には抗ガン剤を活用し、自分がガンに罹患した場合、抗ガン剤以外の代替療法で、ガンから生還している教授を数名指導した」。なにをか言わんや。

これがガン・マフィアたちの醜悪な正体である。自分は、何百人、何千人と猛毒抗ガン剤を投与して虐殺しておきながら、自分がガンになったら、抗ガン剤投与を必死になって拒む。

抗ガン剤は猛毒で、かつ猛烈な発ガン物質で、投与すれば、その〝毒〟で死んでしまう（殺されてしまう）ことを、当の医師たちがいちばんよく知っているからだ。さらに、目前でのたうち回って、苦悶のうちに死んでいく（殺されていく）ガン患者たちのまさに地獄のような悲惨な姿を目前に見ている。とても自ら毒薬の抗ガン剤を打つ勇気などあるはずもない。

●二五万ガン患者〝虐殺〟が立証された

『健康情報新聞』に寄せられた正直な医師の意見である。

「……白血病やリンパ球腫などを除いて抗ガン剤で治るガンはない。臨床現場では打つ手がないので、仕方なく抗ガン剤を使用する……抗ガン剤により、余命を短くしている印象すらある」（前山クリニック、虎ノ門）

同紙も怒りと空しさをこめて綴る。

「……問題なのは、抗ガン剤の有効率が一〇％以下で、しかも激しい副作用を伴うことだ。補完・代替療法では、こうした副作用を軽減することがあるにも拘らず、現代医学から全く相手にされない。そして、医師に逆らえば病院を追い出され、ガン難民となってしまうことだ。せめて医師に盲従するのは止めて『自分の病は自分で治す』姿勢をもつのが大事ではないか？」

そして、こう悲痛にむすぶのである。

「……抗ガン剤を打ったがために二五万人近くが命を亡くしているとしたら、〝保険点数になる療法しかできない〟を理由にこれを黙認していいのだろうか」

元衆議院議員の山田敏雅氏は、私にこう証言した。「友人の医師が勤務する大学病院で、ガン患者の八〇％はガン治療で殺されていた。その論文を告発した医師の面前で学長は破り捨てた」。わたしの主張は、大病院の臨床現場でも〝立証〟されたのだ。

ウィルヒョウの呪い――ガン細胞「無限増殖論」の荒唐無稽

●〝死病〟でなければ困るガン利権

――さて、冒頭の「健康な人でも、毎日三〇〇〇～五〇〇〇個のガン細胞が産まれている」という事実にもどろう。

日本のガン学会や東大医学部を頂点とする医学界は、この真実を認めるわけにはいかない。なぜなら、毎日だれでも体内に数千個ものガン細胞が産まれていることを認めたら、彼らのガン理論（すなわちガン利権）は、大音響とともに瓦解するからだ。

年間医療費の約半分を簒奪《さんだつ》するガン・マフィアたちにとって、「ガンは死病でなければ困る」のだ。つまり、「ひとたびガンになったら、ほっておいたら死ぬしかありませんよ」という〝迷信〟を、まずガン患者に植え付けることが必要だったのだ。

●ガン専門医は落語の〝手遅れ医者〟

わたしは日本のガン専門医を古典落語でいう〝手遅れ医者〟だ――と断じる。どんな患者が来ても、開口一番……「手遅れだなぁ……」とつぶやく。そうしておくと、どう〝殺して〟も……

遺族は「手遅れだったんだから」と諦めてくれる。まかりまちがって〝治した〟りしたら「あのお医者は手遅れの患者を治した。たいしたもんだ」と評判が立ち、門前市をなす賑わいとなる……というしかけ。どちらに転んでもだいじょうぶ。

トンデモナイ医者だが、日本全国見回せば、そんなガン専門医だらけではないか。

これら現代版〝手遅れ医者〟たちにとって、「ガンは自然に治る」なんてことがあっては、それは言語道断。かれらがオマンマの食い上げになるから、そんなことを言う奴がいたら、寄ってたかって袋叩きにして追放する。昔だったら簀巻きにして隅田川に放りこんで土左衛門にしちまう……ってとこだろう。お代官でも奉行でも、ちゃあんと鼻グスリを嗅がせているから、闇に葬り、手が後ろに回ることとなんぞねぇ……。

この歌舞伎の世話物に近いことが、いまの世でも行われているのだ。

●「ガンは助からない」という〝迷信〟

まず——「ガンになったら、お医者様を頼るしかない」という固定観念を、庶民、大衆、国民の頭に植え付ける必要がある。それは世界中でも同じ。巨大なガン産業という利権マフィアは、地球規模のビッグ・ビジネスなのだ。

そこで、「ガンになったら助からない」という〝迷信〟を植え付けるために使われた理論をご紹介しよう。

それがウィルヒョウ理論だ。ルドルフ・ウィルヒョウ（一八二一〜一九〇二）は、ドイツの病理学者。さらに人類学者から政治家までの肩書きを持つ。政治的にも〝やり手〟だったのだ。

「……『細胞病理学』を確立して、近代病理学の祖といわれるほか、『社会医学』『公衆衛生学』の面でも、偉大な活動を行った」。「若いときから政治活動に入り、彼においては医学と政治が結び付いていた、といわれる。後年、ドイツ進歩党創設者の一人としてビスマルクの政敵であったことは有名」……と『医学大辞典』（南山堂）にはある。

●「鉄血宰相」の仇敵だった〝政治家〟

ビスマルクといえば「鉄血宰相」の異名で知られ、議会を無視して軍備増強してすさまじい流血によってドイツ帝国を築いた勇猛残虐な政治家だ。ウィルヒョウは、その仇敵であったというから、その辣腕非道ぶりはライバル並みであったことだろう。
希代の暴君と政治的に対峙した〝政治家〟ウィルヒョウに、医学者としての業績を残す暇《いとま》があったのか疑問だ。彼は「細胞病理学」を一八五八年に発表している。
「――細胞はいずれも細胞から――というのは彼の有名な言葉である」（『医学大辞典』）
こんなことが当時では大発見だったのか？

●一五〇年前の「ガン細胞・無限増殖論」

彼は、その「細胞病理学」で、こう主張している。「ガン細胞は、ひとたび発生すると無限に増殖を続ける――」。これがウィルヒョウの「ガン細胞・無限増殖論」である。

そして、約一五〇年もの年月が流れた。

なのに、この古めかしくカビの生えたウィルヒョウ理論が「いまだ生きのびている」ことを知って、わたしは仰天した。

次頁の**図4-1**を見ていただきたい。これはガン専門医の治療マニュアル『ガン全種類別　最新治療法』（学研）の解説図である。

一目でわかるウィルヒョウ「ガン無限増殖論」。つまり左下のガン細胞（一〇〇万個：〇・〇一g）が、だんだん無限増殖して、右上のまるで夏ミカン（ガン細胞一兆個：一kg）へと成長する……という。

●「ガン細胞は無限に分裂・増殖を続ける」

「解説」を読んでみよう。

「……どんなガンでも、はじめはただ一個の目に見えない小さな細胞です。それが、一回分裂すると二個になり、二回分裂すると四個、三回で八個……（中略）……四〇回で一兆個になります。五〇回分裂したら、ガンは私たちの体よりはるかに大きくなってしまいます」

「……正常な細胞の多くは、分裂を数十回くり返すか、またはDNAのコピーにミスが蓄積すると、それ以上の分裂能力を失ったり、あるいは〝自殺（細胞死。アポトーシス）〟するように設計されています。これは、不要な分裂や増殖を回避するためです。しかし、DNAに異常のあるガン細胞は、分裂をやめず自殺もしません。栄養さえ供給されれば、いつまでもいつまでも分

■「ガン細胞は無限増殖する……」150年も昔の偽理論“ウイルヒョウの呪い”を、いまだに医学教科書で垂れ流す“重大犯罪”

図4－1

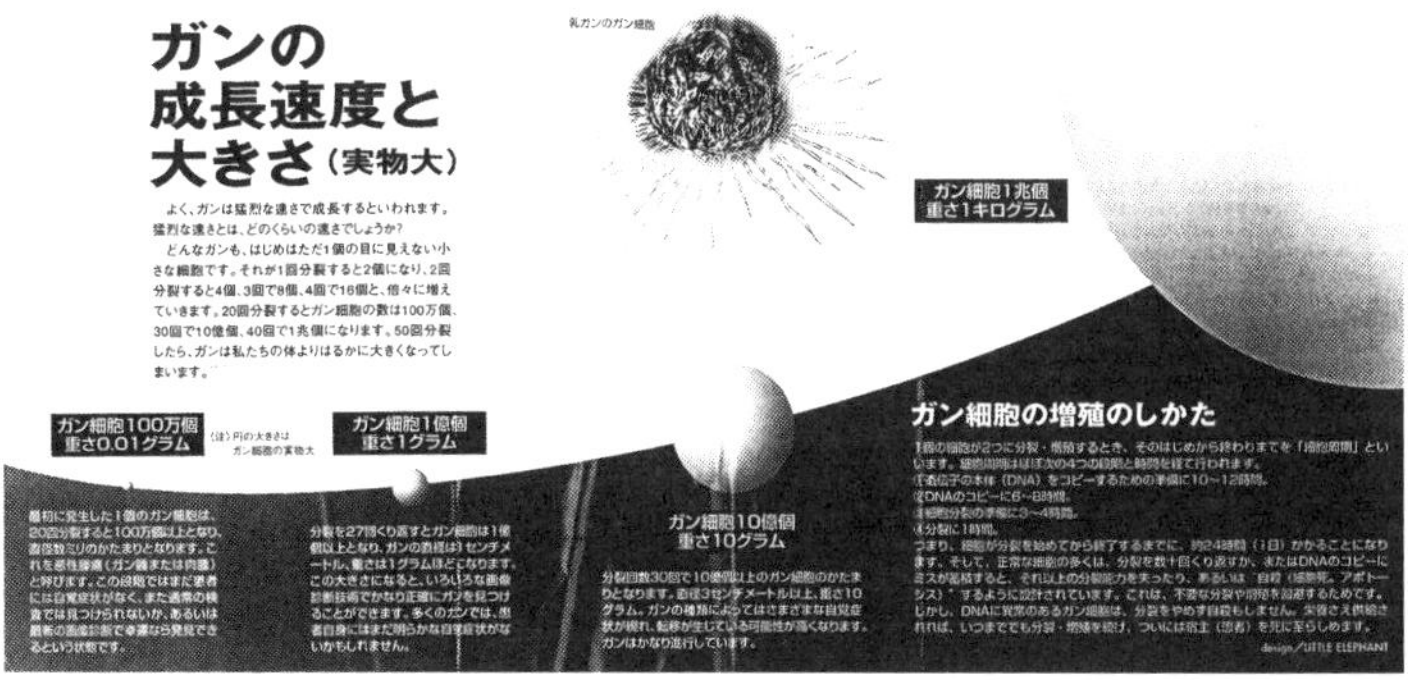

出典：『ガン全種別　最新治療法』（学研）より

裂・増殖を続け、ついには宿主（患者）を死にいたらしめます」（傍線筆者）

つまり正常細胞と異なり、ガン細胞は「いつまでも分裂・増殖を続ける」と断言している。

みごとな！　ウィルヒョウ理論だ。

●「人類は一〇〇万年前に滅びている！」

自らもガンに冒され、それを克服した元NHKディレクター、川竹文夫氏はNPO法人「ガンの患者学研究所」を主宰している。その川竹氏は、現代医学にいまだ蔓延している「ガン細胞・無限増殖論」を〝ウィルヒョウの呪い〟と切って捨てる。

冒頭のように人間の体内には健康な人でも毎日数千個ものガン細胞が産まれている。

「それがウィルヒョウのいうように無限増殖するなら、人類は一〇〇万年以上まえに、とっくに滅んでいますよ」

まさに、そのとおり。毎日、数千個も産まれているガン細胞が無限増殖せずに、われわれ人類が一〇〇万年以上も生きのびて来られたのは、ガン細胞の増殖を抑える免疫細胞があるからだ。ウィルヒョウはその免疫細胞の存在に全く無知であった。一五〇年も昔、それも研究より政治にかまけていたウィルヒョウが、これら免疫細胞の存在に気づかなかったのは、仕方ないだろう。

●カビの生えた偽理論を垂れ流す罪

しかし、NK（ナチュラル・キラー）細胞の存在や作用などが深く知られている現在でも、これらガン増殖を抑制する免疫細胞の存在と作用にはいっさい触れず、カビの生えた、根本的に誤っているウィルヒョウ学説を、いまだ大学の医学部教育で垂れ流し続けている世界の医学界の行為は、まさに犯罪的である。狂気的ですらある。

ガン産業の一画を担うマスコミの罪も重い。「ガン細胞は無限増殖する」という、今や子どもでもだませないウィルヒョウ理論を、いまだに、素知らぬ顔で垂れ流し続けている。社会の公器なら、カビの生えたニセ理論の過ちを徹底的に検証し批判すべきなのに、知らぬふりである。

だから「ガンになったらおしまい」という滑稽な刹那的諦めモードに一億ニッポン人が陥っているのだ。ほくそ笑むガン・マフィアたちの顔が眼に浮かんでくる。

がんばれ！　キラー細胞――ガン細胞を攻撃、分解、消滅させる

●ガン専門医より患者がくわしい

しかし、「ガン細胞は永遠に分裂・増殖する……」というウィルヒョウ偽理論が、歴史の闇に消えて行く日もまぢかだ。

それは、ガン専門医より、患者や市民のほうが、はるかに真実を知るようになってきたからだ。岡目八目……とは当事者より部外者のほうが物ごとの本質はよく見える……という意味だ。

ガン治療にも、それがいえる。

いまや、ガン患者さんの会話でも「あたしのキラー細胞の活性が、もうひとつネ……」とか「NK細胞、増やした方がいいんだよ」なんて、飛び交う。

あの安保徹教授（新潟大学大学院）のベストセラー『免疫革命』などで、ガン細胞をやっつけるのは、自分のなかの免疫細胞……つまりキラー細胞だ……と真実に気づいたのだ。

医者より、患者のほうがくわしい。そんな逆転の時代がきているのだ。

「医者の言うこと聞いていたら、命がいくつあってもたりません」

これを当の医者が言うのだから、まるで落語だ。

●日本の学者が発見したキラー細胞

さて、ガンをやっつけてくれるキラー細胞（NK細胞）……発見したのは、なんと日本人なのだ。四五年ほど前に、山形大学の免疫学者、仙道富士郎《せんどうふじろう》博士によって発見された。

キラー細胞がガン予防とガン治療の中心的役割を果たしている。この真実を否定できる学者は、世界中、どこにもいない。つまりは仙道博士の発見はノーベル医学賞に匹敵する偉大なものであった。しかし、寡聞にして博士が、キラー細胞発見の功績でノーベル賞候補になったという話は聞かない（日本人にはあこがれのこの賞も、巨大な政治的背景で支配されているのだ）。

キラー細胞は、一言でいえば、ガン細胞をやっつける兵士たちだ。その攻撃力は、その主人である人間の気分や感情で、大いに変化することもはっきり分かってきた。

主人が落ち込むと、兵士たちも落ち込む。主人がやる気になると、兵士たちもやる気になる。その最大の戦意高揚は「笑い」で発揮されることが立証されている。

倉敷のすばるクリニック院長の伊丹医師らの果敢な実践研究で、「笑い」とみずからの兵士たちキラー細胞との関連もくっきり判明してきた。

●吉本のお笑いでキラー細胞が急増

本章冒頭の『笑いの健康学』の伊丹医師とサトウサンペイさんの会話に、もどってみよう。

伊丹：私が行った実験の結果が出ています。実験は、一九人のボランティアの方に協力していただき、関西のお笑いのメッカ「なんばグランド花月」の客席で、漫才や吉本新喜劇などをみて、三時間ほど大いに笑っていただいたんです。で……笑う前と笑った後の血液成分を調べて比較したところ、私たちの体内にある「ナチュラル・キラー細胞」の働きが活発になりました（図４−２）。

サトウ：「キラー細胞」って、何を殺すんですか？

伊丹：私たちの体の中にいるガン細胞を殺します。ガン細胞を破壊する働きを生まれつき持っているリンパ球の仲間なんです。

サトウ：ナチュラル・キラー細胞のナチュラルは「生まれつき持っている」という意味ですね。

伊丹：そうです。略してＮＫ細胞と呼ぶこともあります。人間の体内には、このナチュラル・キラー細胞が五〇億個くらいあるんです。

サトウ：五〇億個！　すごい数ですね。リンパ球のなかまと言われましたが、非常に小さいものなんでしょう。

●ガン細胞に食いついて殺す

伊丹：はい。でも、よく働く（笑）。ガン細胞を見つけると、それにガブリとかぶりついて殺してしまう。この働きを「ＮＫ活性」と呼ぶわけですね。

サトウ：ほう……かぶりつくんですか。

伊丹：それにキラー細胞は内部に毒素を持っているんですよ。ガン細胞に食らいついたら、その中に自分の毒素を注入して殺すんです。

■吉本喜劇は最高の妙薬……抗ガン剤より「お笑い」を！

図４－２　NK（ナチュラル・キラー）細胞の活性変化

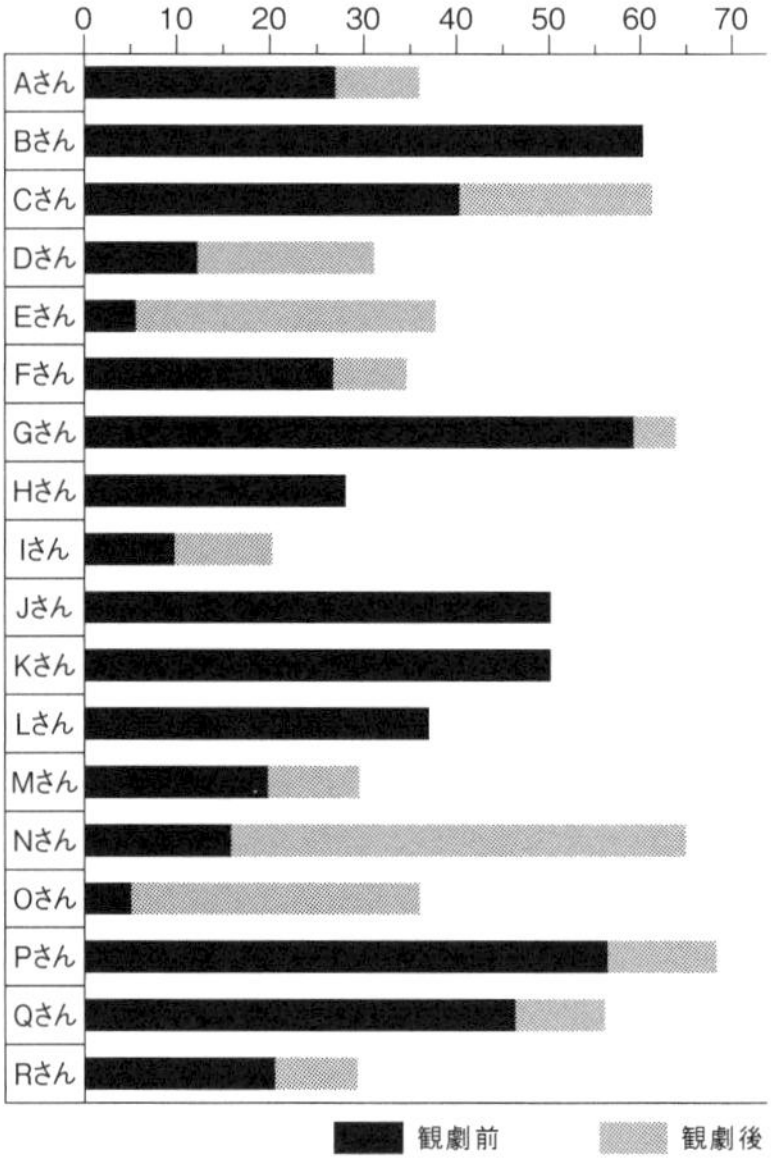

伊丹仁朗医師によるガン患者19人を「なんばグランド花月」で漫才を観劇させたときの実験（毎日放送・「怪傑ドクターランド」'92年6月29日より作成）

出典：『「笑い」で奇跡がつぎつぎ起こる』（藤本憲幸著、文化創作出版）

……こうして、ガン細胞は破壊され死滅する。その分解物は、もう危険なものでなくなり、自然に分解され尿などと一緒に体外に排泄されていく。キラー細胞の活躍でガン細胞は死滅し、ただの老廃物となってしまう。つまりナチュラル・キラー細胞の働きこそが、真実の抗ガン作用なのだ。ナチュラル・キラー細胞がガン細胞を攻撃、死滅させるのだから、ガン腫瘍が縮小、消滅する現象にも何の不思議もない。

キラー細胞が自分より大きなガン細胞の細胞膜に食いついて攻撃する様は、なかなか壮観だ。上方のガン細胞に食いついた瞬間の貴重な映像。ナチュラル・キラー細胞にガン細胞は細胞膜を食い破られ死滅……。死んだガン細胞は細胞外から流れ込んだ色素で半分以上染まっているのがわかる（口絵写真①、京都ルイ・パスツール医学研究センター撮影）。

あのウィルヒョウが、その顕微鏡映像を見たら驚愕するだろう。

「……ワシの無限増殖理論は、まちがっておったようじゃな」と肩をすくめるかもしれない。

●三時間笑いでＮＫ活性六倍増の患者も

伊丹医師の「なんばグランド花月」での「笑い」実験は、おそらく世界初。ガン患者のＮＫ活性が「笑い」で急増することを明解に立証しており、国際的にも高く評価されるべきだ。**図４-２**は、その実験結果。なんとガン患者一九人中一三人（六八％）でＮＫ活性が「笑った後」増えている。中でもＮさんは約一七から六六と四倍、Ｏさんは約五から三〇へと六倍増とめざましい。「笑い」の免疫力アップの即効性おそるべし。

図４-３は一九人のＮＫ活性変化を線グラフで表したもの。ＮＫ活性が正常値より低めだった人たちが軒並み正常値範囲に急上昇している。「笑い」実験の後、四人のＮＫ活性が減少している。しかし、これらの人々は、もともとＮＫ活性が正常値より高めであり、笑うことで正常範囲に近付いたと見ることができる。

●低すぎる、高すぎる値が「正常範囲」へ

図４-３の右側［ＣＤ４／８比］とは何だろう？

■「笑い」で19人中13人でNK活性が上昇

図4－3

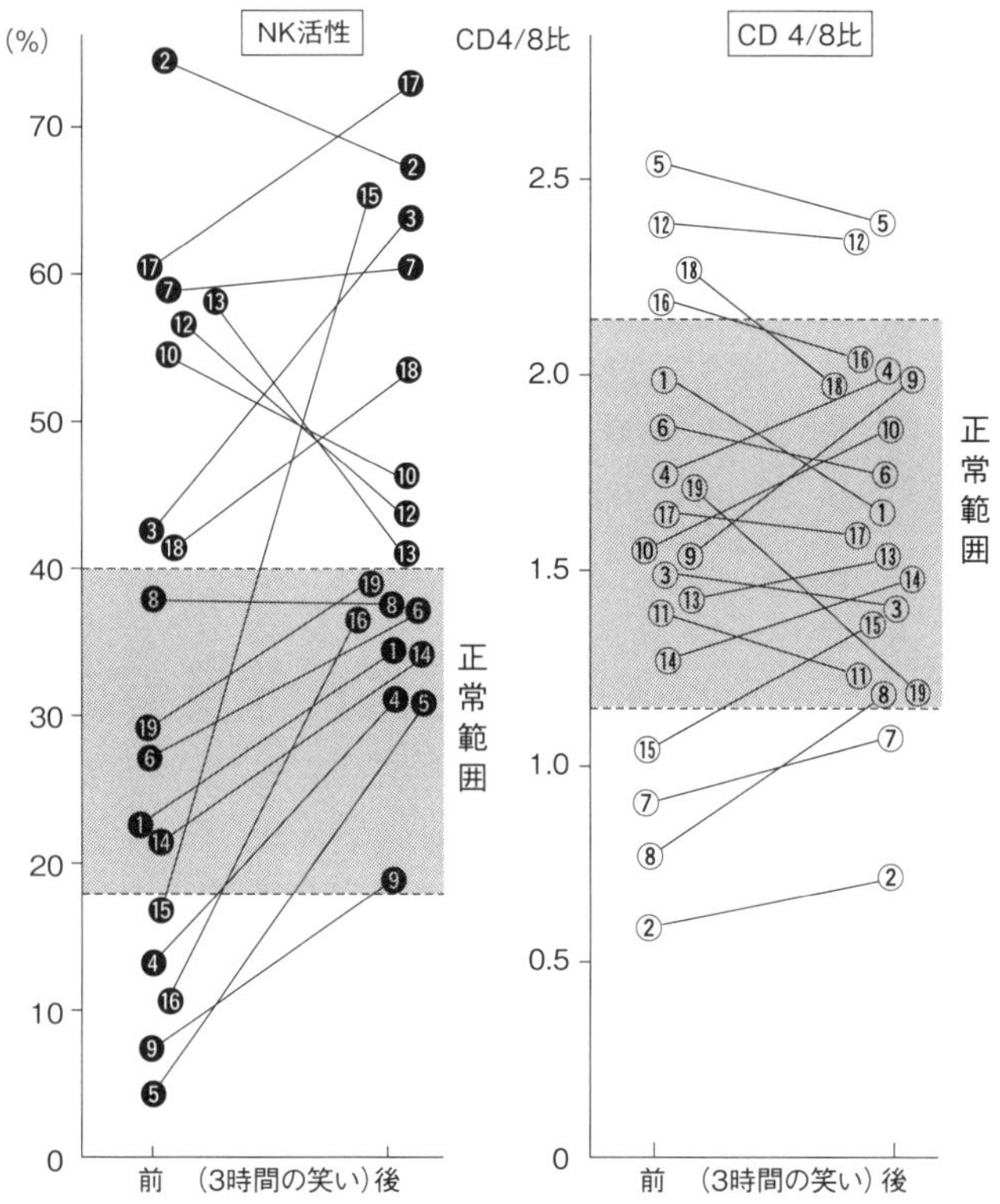

出典：『笑いの健康学』（伊丹仁朗著、三省堂）

伊丹医師の解説では「CD4は免疫力のアクセル役。CD8はブレーキ役。この比率［CD4／8比］が低すぎるとガンに対する抵抗力が弱くなる。高すぎると膠原病やリウマチになりやすい」。笑いの実験の後「［CD4／8比］が低すぎる人も高すぎる人も全員が正常値の範囲に向くことがわかりました」（『笑いの健康学』前出）。ナルホド……！　まるで磁石に吸い寄せられるように数値が高い人、低い人も例外なく正常値に引きつけられている。これは生体の恒常性を保つ力〝ホメオスタシス〟（自然治癒力）の作用が「笑い」で加速されたのだろう。同じ傾向はNK活性（**図4-3左側**）の変化にも見られる。三時間の「笑い」で九名のNK活性は軒並み正常範囲で急上昇。一方、NK活性が正常値より高めだった四人は正常値に向かって減少。これは（**図4-3右側**）［CD4／8比］と同じく「笑い」で〝ホメオスタシス〟機能が促進された、と考えられる。

〝生存率〟のちがい――キラー細胞が「強い」人ほど長生き

●「強い」人は「弱い」人の二倍以上

米テキサス大学シャンンツ博士の研究だ。

治療に当たった口腔ガンなどの患者さんたちのキラー細胞の「強さ」を治療前に測定しておいた。そして……「強い」、「普通」、「弱い」と三つのグループに分けて、治療後の〝生存率〟を比較したのだ。

■NK細胞が強い人の“生存率”は、弱い人の2倍強

図4－4　頭頸部（口腔、鼻腔、咽頭など）のガン患者のキラー細胞の強さと生存率（シャンツ博士の研究）

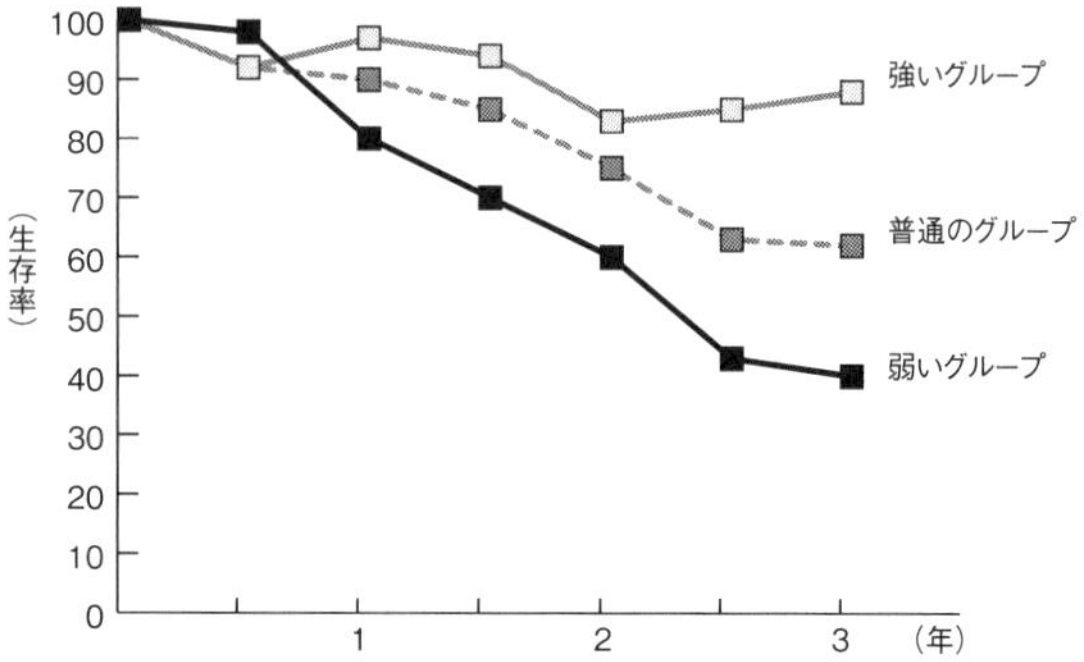

出典：『笑いの健康学』（伊丹仁朗著、三省堂）

図4-4は、その三年後の結果だ。三グループに、ハッキリとちがいが出た。〝生存率〟は、「強い」…八三％、「普通」…六二％、「弱い」…四〇％……。キラー細胞が強い人の〝生存率〟は、弱い人の二倍以上だったのだ。

つまりガン治療の最大目的は、このキラー細胞を「強くする」ことにつきる。

それは、子どもでもハッキリわかる。

●キラー細胞を黙殺するガン医療マフィア

「……手術・放射線・薬物療法など、どんな治療法を行う場合でも、同時にキラー細胞を強くする治療を並行して行ったほうが良いと、どなたでも思われるでしょう」

伊丹医師は語りかける。

「ところが、日本のガン医療の現場では、キラー細胞を強くすることを目的とした治療はまったく行われていないのが現状なのです」（『笑いの健康学』傍

線筆者、以下同）

ア然とするとは、このことだ。それどころか……「患者さんのキラー細胞の活性（強いか弱いか）の測定さえも、ほとんど行われていないのです」。

伊丹医師の嘆きは日本のガン患者全体の嘆きでもある。ガン治療の最大級主役を完全に無視黙殺する。正気の沙汰ではない。なぜ、このような呆然とする現状なのだろう。

「それは、キラー細胞の働きを計算に入れた治療法について厚生省が承認していないからなのです」（伊丹医師）

ついにガン医療マフィアの〝真打ち〟登場だ。

●キラー細胞を殲滅《せんめつ》する三大療法の〝闇〟

政治屋や官僚には〝厚労族〟と呼ばれる利権集団がいる。

かれらはガン三大療法①抗ガン剤、②放射線、③手術……がもたらす利権と深く癒着している。

政治屋には膨大な政治献金が流れ、官僚たちは天下りなどおいしい未来が待っている。

ところが彼らの利権の源泉、三大療法は、どれも患者の免疫力を徹底的に叩き、弱らせる〝治療〟なのだ。よりによってガンと戦う味方の兵士（キラー細胞）を徹底攻撃している……！

いちばん喜ぶのはガン細胞だ。つまり三大療法の正体は、ガン応援療法だったのだ。

この真実を知ったガン患者は「裏切られた」「騙された」……と奈落の底に突き落とされるような絶望感に陥るだろう。

だから――「三大療法の〝闇〟は、ぜったいに患者に知られてはならない」。

これが、〝かれら〟の至上命令だ。

だから、現在の厚労省も……ガン患者のキラー細胞を増やす療法……を認めるわけがない。

それどころか……ガン患者のキラー細胞の測定……など「やられては困る」のだ。

三大療法が、じつはキラー細胞を殲滅《せんめつ》して、ガン細胞を助ける――増ガン療法――だということが、ばれてしまうからだ。心が凍る……とはこのことだ。

私たちは、このような恐ろしい時代に生きていることを自覚しなければならない。

生き方――キラー細胞を「強く」する一〇ポイント

●ガン予防、治療、健康の秘訣

日本笑い学会の会員でもある伊丹医師は、おだやかに諭《さと》す。

「……幸い、キラー細胞を強くするために、誰でも日常生活のなかで、かんたんにできる方法がいくつもあることが、最近わかってきました」（前著）

これらは、ガン治療中の人たちにはとっては、まさに生命再生への道すじだ。

また今は健康な人にとってもガン予防のため、さらにより健康に過ごすためのベストなライフスタイルでもある。

――その提案だ。

①毎日七～八時間の睡眠をとる。
②心身両面でのストレス、過労をさける。
③心配、不安、悲しみ……は、なるべく短く乗り越える。
④憂うつ感が長く続くとき、専門医に相談し回復をはかる。
⑤適度な運動を毎日（少なくとも週三回）実行しよう。
⑥好きなことにうちこむ（カラオケなど）。
⑦キラー細胞がガンを食いつぶすイメージトレーニング。
⑧いつも笑顔を心がける（面白いことがなくても）。
⑨楽しく笑う（おかしさ発見！）。
⑩プラス思考（いい方向に考える）。

――さらに、伊丹医師は「生きがい療法・五つの指針」も提唱されている。

これは「病気、ストレス、困難などに上手に対処し、免疫力に良い影響を与える」ための心理学的要点だ。

（１）自分が主治医のつもりで、病気や困難の克服に向けて積極的にとりくむ。
（２）今日一日の生きる目標に、一生懸命とりくむ。
（３）人のためになることを実行しよう。
（４）不安・死の恐怖はそのままに、今できる最善をつくす。

（5）死を自然現象の一つだと理解し、今できる建設的準備だけはしておこう。

（『笑いの健康学』（前出）より要約）

……こうしてみると、真実の医学とは、真実の哲学であることを深く痛感する。「笑い」の効用を、やさしく説き明かし、笑顔でひとりひとりの患者さんに語りかける伊丹先生のような方々こそ、真の哲学医であることを確信する。

「精神免疫学」とは——心と体をむすぶ新しい学問

●細胞たちも豊かな感情をもっている

これは、心と体のむすびつきを学ぶ新しい学問だ。

「……不思議なことに、私たちの体内の銀河宇宙を、悪から守ってくれているキラー細胞をはじめとする細胞たちも、豊かな感情をもっているらしいのだ。つまり、私たちが憂鬱な気分であったり、悲しみなどで落ち込んでいると、これらの細胞たちも、はたらきが低下してしまう」（『笑いの健康学』前出）

これは、日本の「笑いの療法」の第一人者、伊丹医師の深みのある言葉だ。

伊丹医師は「人間の脳には、複雑な免疫システムを正常に活発に働かせる〝空港の管制塔〟みたいなものがある」という。

●「笑い」は脳の〝管制塔〟からの指令

「笑い」は、その〝管制塔〟からの大きな指令といえるかもしれない。

伊丹医師が行った有名な「なんばグランド花月」の笑いの実験は、内外から大きな注目を集めた。そして、様々な追試でも「笑い」がナチュラル・キラー細胞を増加、活性化させることが立証されている。

では――。「笑う」とどうしてナチュラル・キラー細胞が活性化するのだろうか？

伊丹医師によれば……

①「笑う」→②脳前頭葉が興奮→③間脳（免疫指令室）に伝達→④間脳が神経ペプチド（情報伝達物質）産生→⑤善玉ペプチド（楽しい情報）多量発生→⑥血液・リンパ液から全身へ→⑦ペプチド・シャワー→⑧善玉ペプチドがキラー細胞表面にくっつく→⑨キラー細胞はレセプターで情報キャッチして活性化→⑩ガン細胞の攻撃へ……。

「笑いのベルが鳴ると五〇億のキラー細胞たちが、いっせいに立ち上がって『ヨーシ！　ガンどもをやっつけるか』となる……」とサトウサンペイ氏も感心しきり。

●震災後一年以上も続いた「悲しみ」

ぎゃくに本人に「悲しみ」「ストレス」を受けると⑦ペプチド・シャワーで〝悪玉〟ペプチド（悲しい情報）が放出される。

するとキラー細胞に「悲しみ」情報がキャッチされ、キラー細胞の元気もなくなってしまう。

その悲しい例として阪神・淡路大震災がある。

被災地の人々の「ＮＫ活性がひどく弱まった」という報告がある。

「……全国平均と比べると震災経験者の数値はひどく低くて、震災後一年を経ても低いままだったそうですが、幸いなことに、三年後に測定すると元通りに戻っていた」（伊丹医師）

ガンにかかった人に問診してみると、半年から一年以内に親しい人を亡くしたり、強い絶望におちいったりした人が多いのだ。脳の〝管制塔〟から「悲しみ」情報が伝達されたため、ナチュラル・キラー細胞の活性が弱って、ガン細胞を攻撃することができなくなっていたからだ。

悲しみやストレスが免疫力に強く影響することが、よくわかる。

●抗ガン剤、放射線は狂気の沙汰

なお、『抗ガン剤で殺される』（前出）で指摘したように、抗ガン剤の最大攻撃目標は、なんと患者の造血機能――。赤血球が殲滅されて悪性貧血に。血小板が壊滅して内臓出血で多臓器不全で死亡。またリンパ球も消滅させられる。ナチュラル・キラー細胞はリンパ球の一種。つまり、抗ガン剤投与により、ガン攻撃するキラー細胞部隊は全滅状態となるのだ。

大喜びするのは、当のガン細胞だ。

放射線療法でも、やはり造血機能が殲滅《せんめつ》される。抗ガン剤より放射線のほうが、さらに免疫細胞への攻撃は激しい。ガンと戦う味方の兵士たちを絨毯爆撃で攻撃するのだから、現代のガン治療がメチャクチャの狂気の沙汰でしかないことは、赤子でもわかる。

しかし、マスメディアですら、この戦慄の事実に一片だに触れようともしない。利権に連なるということは、これほどソラ恐ろしいことなのだ。

スマイル・ウェーブ――「笑い」で自然治癒力を高めるテープでっせ

●波のように繰り返す笑い声の癒し

「笑いの療法」の日本での先導者、伊丹仁朗医師が吉本興業と共同開発した画期的な癒しのアイテム。CD録音で価格四〇〇〇円。

「このテープは、『笑い』や『笑顔』が、脳のはたらきを通じて、体の免疫システムに良い影響をおよぼす――という伊丹仁朗先生らの科学的研究にもとづき開発されたものです」（『笑いの健康学』前出）

テープを聴くと、わき起こる笑い声に、思わず顔がほころんでしまうだろう。その他、「潜在意識にはたらきかける言葉のメッセージ」が心にしみいってくるはず。魂を揺さぶるような笑い声は「関西のお笑いのメッカ『なんばグランド花月』（吉本興業）の客席の笑い声を収録し、音響技術によって増幅、波状に編集した」という。

人間は、他人が笑っているとつい笑ってしまう。つられ笑いだ。

これは脳にあるミラーニューロンが相手と同じ感情を持とう……と反射することで起こる。だから、他人のどよめきのような笑い声を聴くだけで、つられておかしくなってくるのだ。

●意識下にはたらきかける暗示療法

ここで見逃せない（聴き逃せない）のは、「波状の笑いの陰に、二〇項目の潜在意識へのメッセージが、低音の男性の声で収録されている」こと。それは普通は聞こえないが、「繰り返し聞くうちに潜在意識はそれを感知し、脳のはたらきに好ましい影響を与える」という。それは科学的に立証されているのだ。

いわゆるサブリミナル（意識下）のメッセージにより、無意識のうちに生体の潜在能力を正常化させていく……というものだ。

一種の音響療法、暗示療法といえるだろう。つまりはサイコセラピー（心理療法）――。それは、これまで〝近代〟医学からは邪道、迷信と退けられてきたものだ。

しかし「心が変われば、体も変わる」は「精神免疫学」の根幹真理。さらに、五〇〇〇有余年の歴史を誇る東洋医学では、そもそも原初から「心身一如」は普遍原理なのだ。ようやくここに来て、西洋医学が東洋医学に追いついてきたといえるのだ。

■問い合わせ：すばるクリニック（岡山県倉敷市新倉敷駅前2-29 ☎086（525）869
9 http://www.subaru-clinic.jp/）

第5章　こんなにあった！「笑い」の効用の数々

運動効果――腹筋トレーニングと同じ効果あり

●血行促進で老化、冷え性にも効果

運動不足は万病のもとと言われる。だから「走らなくっちゃ」「筋トレしなくてはね」とジョギングしたりジム通いをする人も多い。

でも、じつは笑っただけで、同じような運動効果まであるのだ。

まず、笑うと横隔膜は上下する。知らずに複式呼吸になっている。さらに胸隔を上げたり下げたりする。こうして横隔膜をはげしく使うことで、まず全身への血液の循環がよくなる。

つまり血行改善。これが第一の「笑い」の運動効果。おおいに笑った後、体中がポカポカすることは、だれでも感じることだ。

この血行促進で**①老化防止、②血糖値が下がる、③冷え性改善**……などの効果が生まれる。それもただ、笑うだけで……！　ありがたい。これだけでも笑わなければ損ではないか！

■ 30分ゲラゲラ……で腹筋12回と同じ運動効果あり！

図5－1

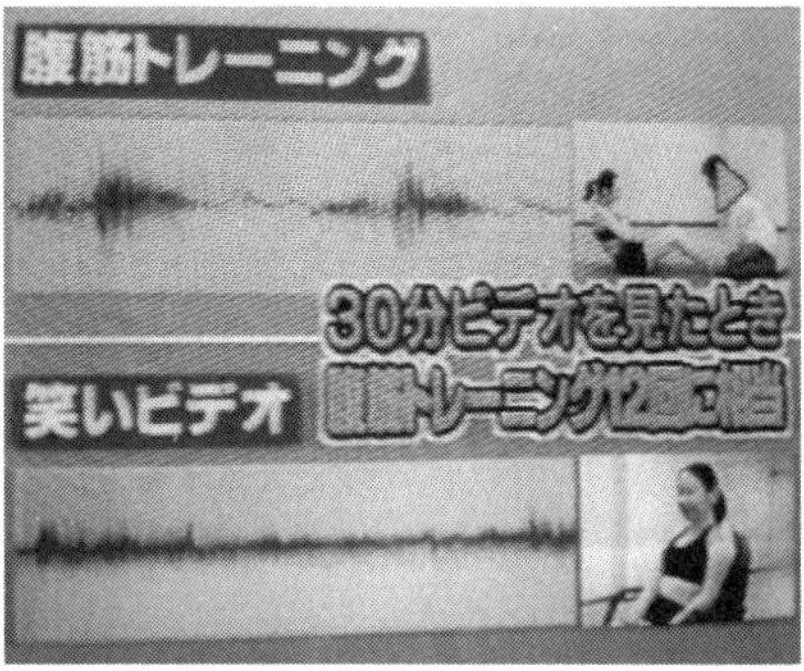

●三〇分お笑いビデオは腹筋運動一二回に相当

二〇〇五年八月一四日に放映されたフジTVの『あるある大事典Ⅱ　笑いの健康パワー』は出色だった。ここまで「笑い」の生理的本質を解明した番組は珍しい。医学界も顔色なしだろう。

おなかまわりのダブつきに悩んでいるあなた。ただゲラゲラ笑うだけで、腹筋トレーニングと同じ運動効果が得られるのだ。**図5－1**の画像は腹筋トレーニングと「笑い」効果を比較したもの。筋電図により、腹筋の運動状態を記録したものだ。足を押さえてもらい体を起こす筋トレは、腹筋の緊張が断続的（上）。これにくらべてお笑いビデオを見て笑ったばあいの筋肉の緊張は継続的だ（下）。

筋肉を詳しく調べてみると、笑うと「腹直筋」「外腹斜筋」などが、ビデオを見ている間中、激しく運動していることがわかる。

実験の結果、三〇分お笑いビデオを見たときの腹筋運動量は、なんと腹筋トレーニング一二回に相当することがわかった。

テレビのお笑い番組で笑っていると「運動くらいしたらどう？」と言いたくなるが、ちゃんと体は〝笑い〟により運動していたのだ。

ドキドキも……——笑うたびに心拍数は低くなる

●笑うと心拍数が九〇台から六〇台に

なぜ、人間は声を出して笑うのか？

たくさん笑ったあとは妙にスッキリしたり、気分が晴れたりする。体が変化した感じがする。

人にとってどんな意味かあるのか？　フジTV『あるある大事典Ⅱ』（前出）が面白い実験をしている。

初対面の三人の若い女性に心拍計を装着してもらう。それから会話をしてもらい、笑ったときの心拍数（毎分）の変化を調査してみたのだ。ファミリー・レストランでの会話。最初は緊張感からか心拍数はAさん：九八、Bさん：九九、Cさん：九一と三人とも高め。次第にうちとけてきてBさんの冗談に三人とも笑い声が弾んだ。すると、声を上げて笑った直後に、すごい変化が……。三人とも九

■笑うだけで緊張・不安から解放、心拍数も急速に落ち着く

図5－2

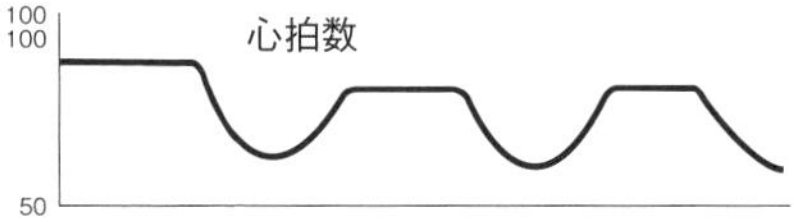

図5－3

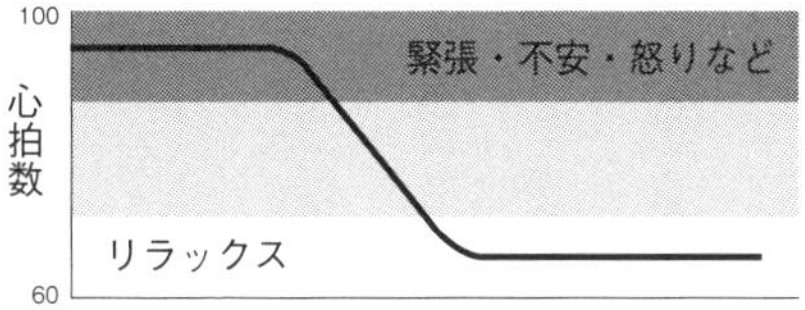

リラックス状態が緩和された時に起こる変動

出典：『あるある大事典Ⅱ　笑いの健康パワー』（2005年8月14日、フジTV）

〇台と高かった心拍数がAさん：七〇、Bさん：六七、Cさん：六七と急激に下がったのだ。その後も声を出して笑うたびに、高まっていた心拍数が急激に低下する現象が見られた。前頁下段の画像は一回目、二回目、三回目……と笑った直後に心拍数が減っていくことを示す。うちとけるほどに緊張から解放され心拍数が正常値になっていくことがわかる（図5-2）。

不安、緊張、怒り……などのストレス状態では、ヒトの心拍数は一〇〇前後と平均より高くなる。それが、笑うことで急減して六〇～七〇台に（図5-3）。つまり「笑い」が、これらストレス状態を緩和して、一気に心拍数を下げたのだ。「笑い」にはすごい速効性がある。

リラックス——笑うとストレス解消も三割アップ！

●カンヅメ後にお笑いライブを見せたら

同番組は、過酷な実験も行っている。

……一〇人の男女を狭い場所にぎゅうぎゅうに押し込め密着させる。ちょうど満員電車と同じ状態。見ず知らずの人と体が接触し、身動きもできない。これは不快でたまらない。さらに、喧しい騒音を与え続けてとことんストレス漬けにし二〇分間が経過……。ようやく解放された被験者たちはグッタリ疲れ果て、不機嫌な顔付きで出てきた。その直後、ストレス物質（コルチゾール）の分泌量を採取し測定。

その後、一〇人をAB二グループに分けた。A：五人はただ椅子に座って二〇分休んでもらう。

■「笑った」グループはストレス物質が3割も多く減った

図5－4　ストレス物質コルチゾールの平均減少率

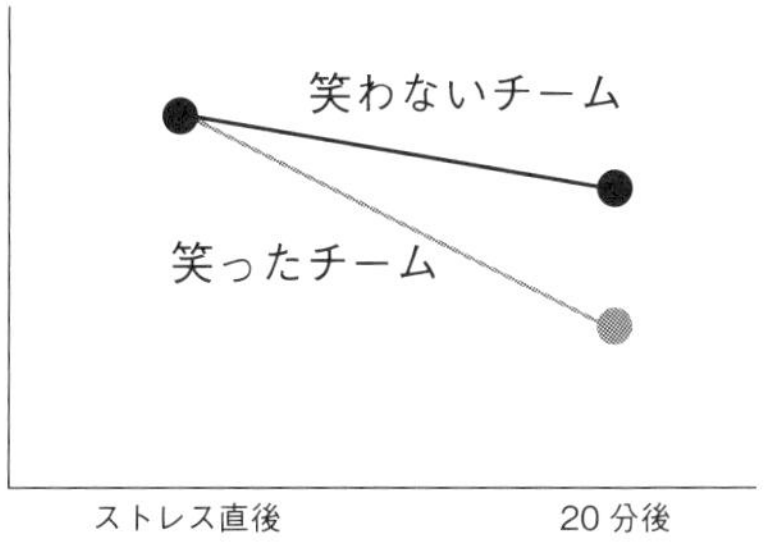

出典：『あるある大事典Ⅱ』（前出）

B：五人は隣室でお笑いライブが待っていた！　二〇分間たっぷり大笑い。笑った人で女性は「（閉じ込められて）イラッとしてたけど、今はスッキリ」とにっこり。男性も「体の力が抜け楽になった感じ」と笑顔。

さらにA、B、血液検査してストレス物質コルチゾールの変化を両者比較してみた。するとA「笑わない」チームの平均減少率が一四％だったのに、「笑った」Bチームは二〇％減（**図5－4**）。「笑った」ほうがストレス物質は三割も多く減っていたのだ。

つまり、「笑い」で緊張などから解放されて、よりリラックスすることが証明された。

酸素とりこみ――五秒笑うだけでナント深呼吸二回分

●「大笑い」で通常呼吸の三～四倍も

なぜ笑うだけで、ストレスは緩和されるのだろうか？

その秘密の一つが酸素とりこみ量の増大なのだ。笑うと①**「口を開く」**、②**「声を出す」**、③**「息を吐く」**……さらに④**「お腹に力」**などの反応が起こる。これら一連「動作」に秘密がある。

■笑うだけで酸素取り込みは通常の３〜４倍、深呼吸の約２倍に

図５−５

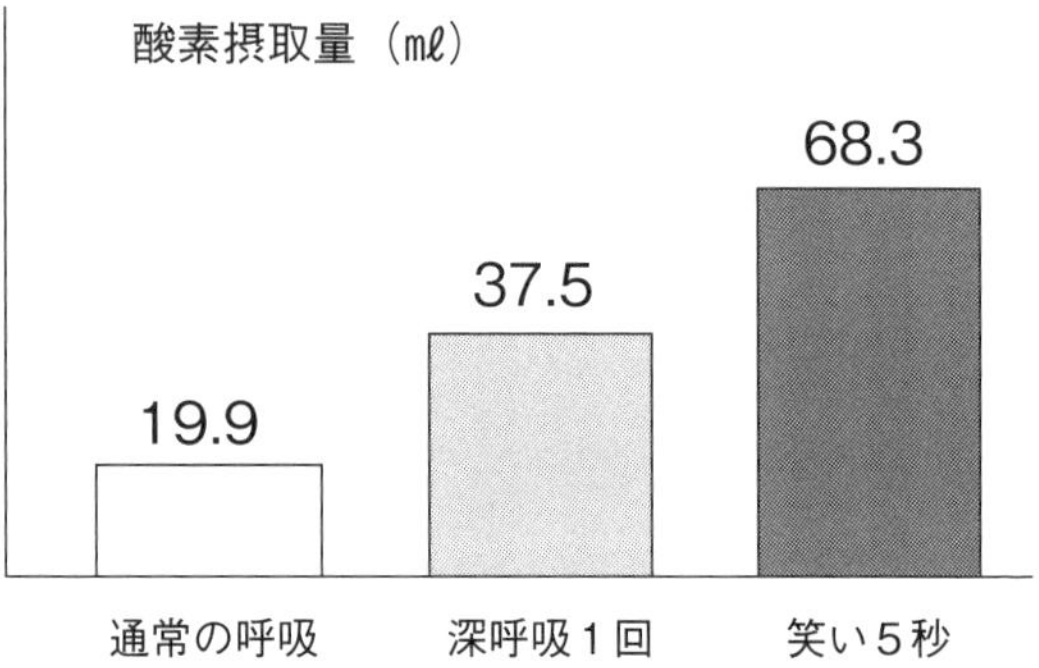

出典：『あるある大事典Ⅱ』（前出）

お笑いビデオを観て、アハハハ……と腹から笑う被験者を動画レントゲンで観察してみると、笑っている間は横隔膜が激しくもち上がる。笑い終えると、今度は深く息を吸い込み横隔膜は下がる。つまり大きな腹式呼吸をしているのだ。笑うとき、笑ったあと……息を大きく吸って吐いて、肺が大きく活発に動いていることがレントゲン映像で判る。

この笑ったときの呼吸・酸素量を、被験者にマスクをしてもらい測定すると……。

まずお笑いコントなど見て五秒間、声を上げて笑うと、なんと「酸素の取込量」は、いっきょに六八・三㎖に急増した。これは通常呼吸（一九・九㎖）のナント三・四倍だ。さらに深呼吸と比べても約二倍……！（図５−５）

「初めてやったけど、びっくりしました」と、測定した城西国際大学（薬学部医療薬学科）の太田篤胤《あつたね》教授も驚きを隠さない。

つまり「ハハハッ」と五秒笑うだけで、深呼吸二回分の酸素を体内に増やせる。さらに通常の

呼吸のおよそ三〜四倍。「笑う」なら大笑いがいちばん。

●脳細胞に酸素がいきわたりスッキリ

「笑い」は深呼吸に勝る。大量に息を吐くことで、その後、酸素を大量に取り込む〝大深呼吸〟だった。これがストレスの緩和に深く関係していたのだ。

ストレスで脳は興奮状態になり酸素を急激に消費する。すると脳細胞は酸欠となり機能が低下。しかし、そこで笑うと大量の酸素が取り込まれ、弱った脳細胞にいきわたり、脳のはたらきが活性化するのだ。気分がスッキリするとストレス物質コルチゾールが減少し、ストレス状態が鎮められるというメカニズムである。

ハ・ハ・ハ笑い——それには深いわけがあった

●「ハ」音だけが大量に息を吐き出せる

さて、「笑い」が、ハヒフヘホのハ行であることは、なぜだろう？

とりわけ、大笑いはなぜ「ハハハ……」なのか？

「笑い」は一気に大量に息を吐く行為。そこで実験——。

紙風船につないだマスクで、ハヒフヘホの各音の口の形で五秒間、思いっきり息を吐いてもらう。するとハ以外では紙風船は完全に膨らまない。これに対してハの音は、大量に息を吐き出せ

■ハ行で断続的ハ・ハ・ハ……笑いが吐く息は大量になる

図5－6

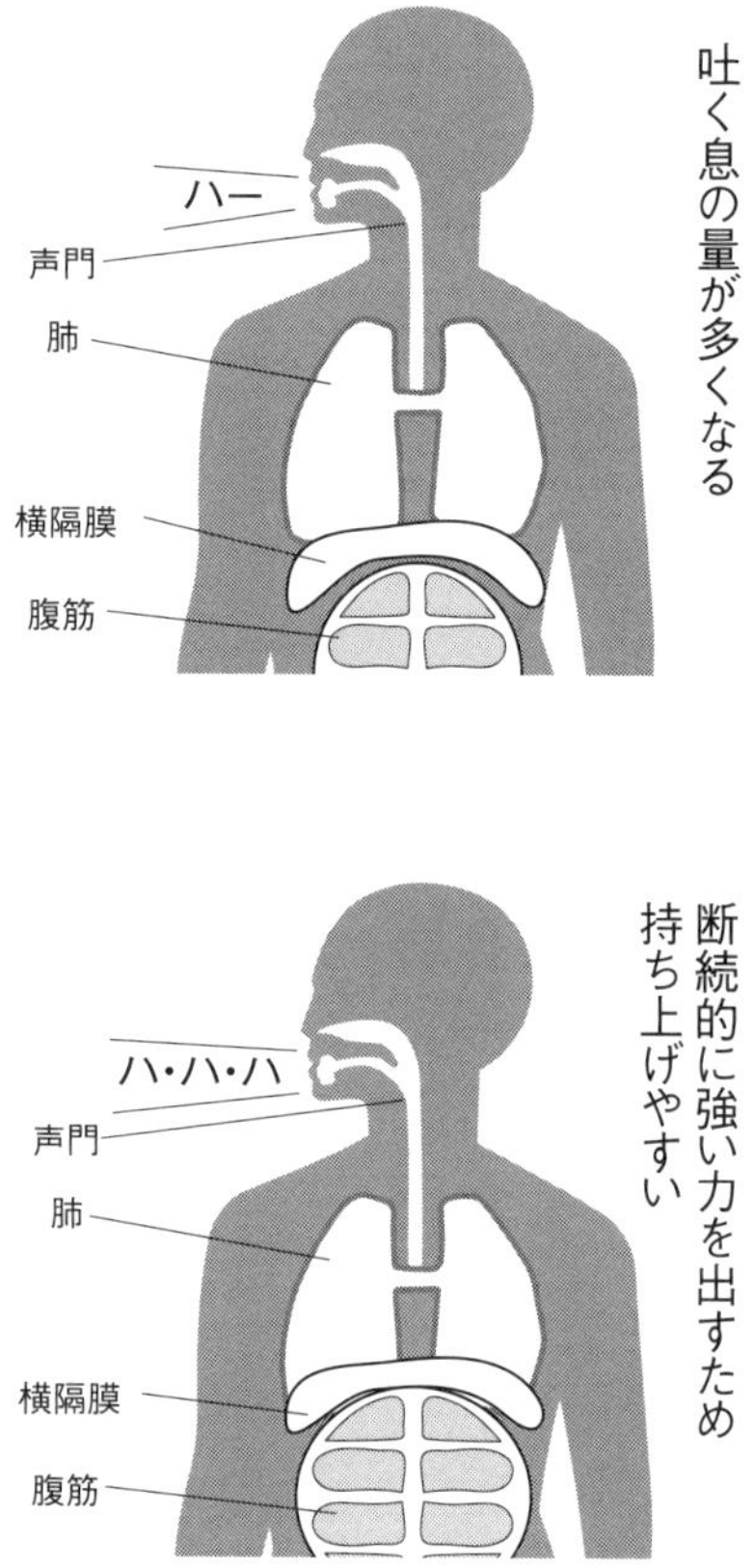

出典：『あるある大事典Ⅱ』（前出）

る。ならば、同じ口の形の「ア」の音でも膨らむと思いきや、「ア」音でも風船は完全に膨らまない！「カ」「ナ」「マ」……なども同じ（『あるある大事典Ⅱ』の実験）。

「ハ」音のみが飛び抜けて大量に息を吐き出すことが実験で証明された。早稲田大学大学院（理工学研究科）誉田雅彰教授によれば「ハ音」は声門をいちばん大きく開いて、大量に息を吐いて発生する音だという。声門は空気振動で音を出す場所。通常は声門をせばめて吐く息を少なくして空気振動させ声を出す。ところが、ハ音だけは、声門を開き、大量の空気を通して声を出す。だから、人はたくさん息を出せるハの音で「笑う」ようになった、というわけだ（図5-6上）。

●区切ると横隔膜は早く高く上がる

さらに「笑い」をよく観察すると、「ハッハッハ……」と「ハ音」を小さく区切っている。それはなぜか？　大きめの紙風船で実験してみると、「ハー」と伸ばしたばあいは完全には膨らみきらない。これに対して「ハッハッハ……」と区切って吐くと急激に真ん丸にふくらんだ。動画レントゲン撮影で比較すると、両者の横隔膜の動きにおどろくべき違いがあった。「ハー」のばあい横隔膜はゆっくりと上がっていく。一方「ハ・ハ・ハ……」と区切って吐くと、横隔膜はより早く、高く上がっていった。なぜだろうか？

横隔膜を押し上げるのは腹筋。「ハー」と一息で押し上げるには、かなりの力を出し続けなければならない。これに対して息を途切って吐くと強い力を少しずつ出せばよいため、持ち上げやすくなる。つまり「笑い」の短い時間でスムーズに息をたくさん吐くには最適の方法だった、というわけだ（図5-6下）。

ナルホド……人間の体とは、つくづくよくできているものだ。

「脳内血流量」――笑えば、脳血流が増える

●頭がよくなり、脳も若返る

落語を聴く前と後では、「脳内血流量」も変化する。

落語が面白いと感じた人のほとんどに「流量」は、明らかに多くなっている。笑うほど、脳

の血のめぐりがよくなるのだ。「脳内血流量」が増えると、さまざまな医学的効果が現われる。まず脳血流が増えると新陳代謝がよくなり、脳活動が活発になる。頭の「血のめぐり」がよくなるのだ。とうぜん情報処理能力アップで頭もよくなり脳も若返る。アルツハイマーなどの認知症のベストの予防法も、笑うことにあったのだ。そういえば、いつもニコニコ、陽気な人の方が、頭の回転はよいですね。

「笑い」と「脳血流増加」は医学実験でも実証されている。

「脳血流計」で脳の活動を測定してみると、笑うとすぐに脳の血流量が増加している。あきらかに「笑った後」のほうが血流量が増えていることがわかる。落語鑑賞の前後で測定した他の実験でも、脳血流は、落語を聴いて笑った後では六四%で「増加」。二三%で「減少」、一四%が「不変・その他」であった（**図5-7**）。

笑うと脳血流が増える……その仕組みはつぎのとおり。

まず、よく①笑うことで頬の②表情筋（笑筋）がひんぱんに動く。すると、その奥にある③大

■落語で大笑いで64%に脳への血のめぐりが増加

図5－7　落語で笑ったことにより脳の血流が増加した実験結果

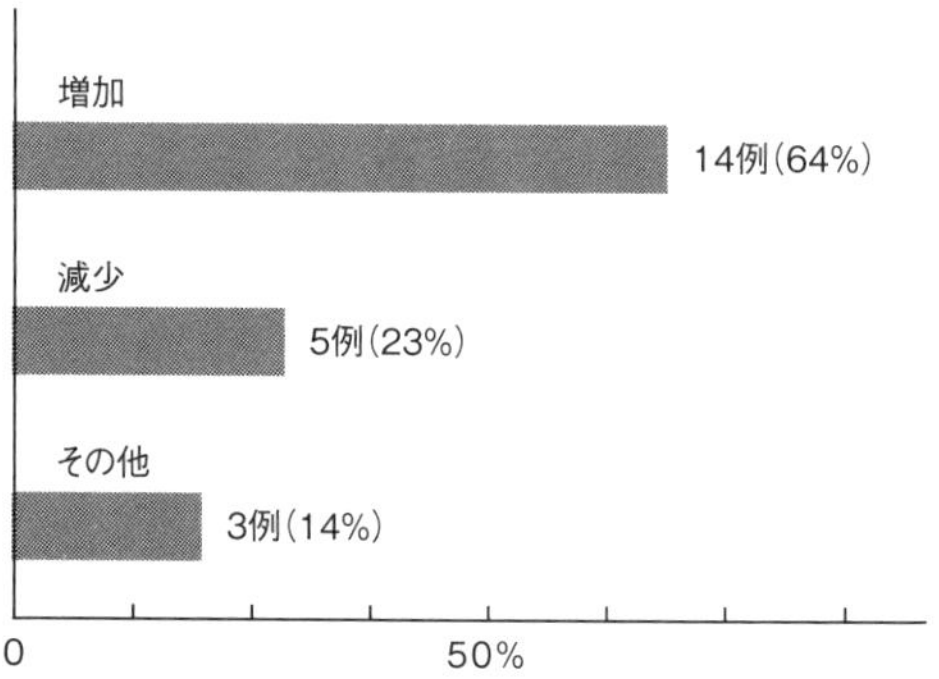

出典：『病気が治る⁉ 病院のおかしな話』（中島英雄著、リヨン社）

静脈が盛んに伸び縮みする。そのため脳から心臓に戻る④血液量が増加。それにより交替で⑤新鮮な血液が脳にドンドン送られる。さらに⑥腹式呼吸で横隔膜を激しく使い血行促進、その結果、脳への⑦栄養供給が増え、⑧脳細胞が活性化し、脳が働きやすくなる……というわけだ。

記憶力——一〇分の「笑い」で劇的に向上

●正解率六七%が八五%に二割もアップ

笑うだけで頭はよくなる。記憶力もアップする。学校の成績も上がる。

子どもはおおいに笑わせよう。それは、実験でも証明されている。

参加したのは二家族（計五人）。その合宿中に、七ケタ数字を三秒間見て覚える「記憶力テスト」を実施してみたのだ。まず五人の最初の平均正解率は六七%。さて、ここで若手芸人が登場。おかしなコントやかけ合いを披露。五人は一〇分間大笑い。その後に、同じ「記憶力テスト」をすると正解率は八五%にはねあがった。なんと一〇分笑っただけで記憶力は約二割もアップしたのだ。「集中しやすくなった気がする」とは参加者の感想（『あるある大事典Ⅱ』前出）。

笑うことで脳血流が増加し、脳が活性化したことが記憶力アップの具体的数値で立証されたのだ。この事実に、全国の学校の先生がたは注目して欲しい。

先生はムッツリしたしかめっ面で登壇し、生徒は押し黙って授業を聞く。これでは、生徒の記憶力や理解力を、わざわざ殺しているようなものだ。明るいジョークの一つでも飛ばして、笑いを誘いながら授業をした方がはるかに効果が上ることは、この実験でも明らかだ。家庭でも、和やかに笑い声が上るくらいの学習の方が、効果的なのだ。

血液サラサラ——中性脂肪も血糖値もダウンしたぞ

●五〇年で約三〇倍に激増……糖尿病

同番組は、「笑い」の合宿による実験で、二家族の血糖値、中性脂肪の変化も測定している。糖値は、筑波大学の実験などで、笑うと食後の上昇が抑制されることが確認されている。この実験でも、二夫妻とも合宿前にくらべて血糖値は明らかに低下している。「笑い」は記憶力向上だけではなく、糖尿病の予防にも効くのだ。

日本人の糖尿病は、なんと戦後五〇年で約三〇倍に激増しているとか。仰天する数値だ。最大理由は飽食つまりは食べ過ぎだ。糖尿病で恐ろしいのは合併症である。腎不全による人工透析、失明、認知症……などなど。ストレスも糖尿病の発症要因。イライラすることで血糖値は上昇する。「笑い」はそれを抑制してくれるのだ。

医者からもらった副作用だらけの血糖値抑制剤に頼るより、漫才、落語などで明るく血糖値をはね飛ばしたほうが、よっぽど賢い。

●死亡リスク三五倍の〝死の四重奏〟

また、笑うと血液中の中性脂肪もクッキリ減ることも立証。

血中の中性脂肪が多いと高脂血症となり肥満、通風、尿酸血症さらには動脈硬化や心筋梗塞、脳梗塞などのリスクが高まる。その危険因子の中性脂肪が、「笑う」だけでこれほど減少しているのだ。まさに、笑いの驚異的な医療効果というしかない。①高肥満、②高血圧、③高血糖、④高脂血の四大症状を〝死の四重奏〟と呼ぶ（「メタボリック症候群」）。

この〝四重奏〟に符合する人の死亡リスクは、そうでない人のなんと三五倍だそうだ。これに⑤タバコが加わると、〝死の五重奏〟だ。死亡率は五〇倍にはなるだろう。①～④はおおいに笑うことで、すべて予防できる。

「日々、よく笑うと血液はキレイになり、脳は活性化、生活習慣病や脳疾患予防の力となってくれるかもしれません」（同番組）

「ふだんから笑えるような状況があるといい。できるなら笑いというのは、一人でコソッと笑うんではなくって、ご家族とか、友人とか、いっしょになって大笑いするという会話でもいい、テレビを見るのもいいから、おやりになると非常に体のためにはいい、ということですね」と司会の堺正章さんも感心しきり。

それを受けて志村けんさんも「心がけで、ここ（両頬あげて）をいつも笑って、こうやってると、人相も変わるし、人生も変わるって……」には納得（『あるある大事典Ⅱ　笑いの健康パワー大検証ＳＰ』参照）。

アルファ波——落語を聴いただけでリラックス

■笑い後、α波（安息）β波（活性）が増えた人は80%

図5－8　「笑前／笑後」のα波とβ波の変化

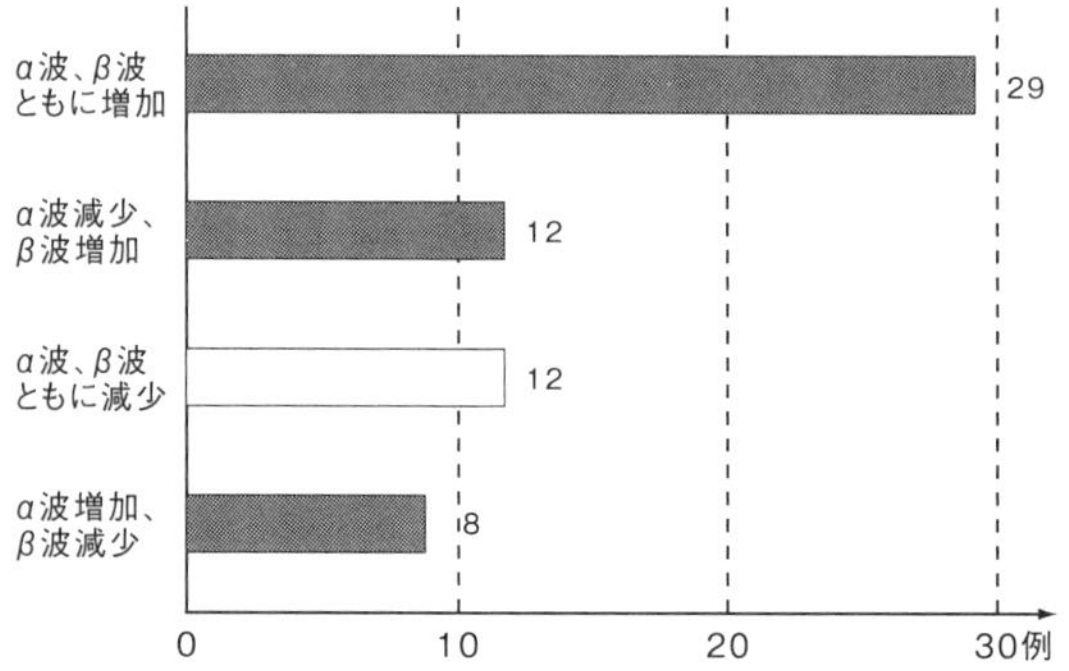

（調査／中島英雄　被験者数61人）

出典：『免疫力は笑顔で上がる』（高戸ベラ著、小学館より一部改変）

●脳は超精密な〝バイオ・コンピュータ〟

笑うと、脳がリラックスする。それが、最新の科学でも証明されている。

脳の活動は、脳波を観察することでわかる。中島英雄医師（中央群馬脳神経外科病院院長）は実験（六一人対象）で、落語を聴いた後、二九人（四八％）に（安息の）α波、（活性の）β波ともに増えたことを確認している。α波かβ波が増えた……を加えると四九人（八〇％）に、落語が脳に「安息」「活性」効果を与えたことがわかる（図5‐8）。

脳波は文字通り、脳から出る電気信号の波である。大脳には神経細胞が約一四〇～一五〇億個もあるそうだ。これら神経細胞一つひとつはコンピュータの半導体チップと同じ。一つの神経細胞は星状の形をしており、何本もの〝電線〟……ニューロン（神経繊維）によって、他の〝半導体チップ〟とつながっている。各々の神経細胞は電気的に情報処理を行い、それが電気信号で他の神経細胞に伝達される――。

こうしてみると、まさに脳の活動はコンピュータとなんら変わらない。つまり脳自体が超精密な〝バイオ・コンピュータ〟なのだ。神経細胞間に電気が流れる……ということは、かすかな電位差がある、ということだ。これら神経細胞の一つひとつに電極をさしこんで、その内部の電位変化を記録したものが「細胞内電位」である。

もう一つ。神経細胞の外部にもれた電位を記録したのが「細胞外電位」。各々の神経細胞が盛んに情報（電気信号）のやりとりを行っていると、それは外部にも電位差の変化の波としてもれてくる。専門家は「集音マイクで群衆のおしゃべりを聴くようなもの」という。

つまり、このとき脳が興奮しているのか、穏やかにゆったりしているのか……といったことが、この〝盗み聞き〟でわかるのだ。

●笑いは脳の機能改善と抑制作用あり

▼アルファ波：脳がリラックスしていると後頭部を中心にアルファ波がでる。このとき前頭部中心には少量のベータ波が観察される。これが、脳がもっとも安らいでいる状態だ。禅僧が座禅を組んだり、宗教者が瞑想したりしているときに観察されるのがアルファ波である。

アルファ波は、心も体もゆったり安息していることをしめしているのだ。つまりストレスから

■脳波を計れば、その人の脳（心）の状態もわかる

図5－9　脳波の種類

脳波	周波数	脳波計（1秒間）	意識の状態
β （ベータ）	13.0～30.0 ヘルツ	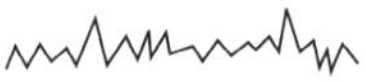	通常・緊張・ 心配ごと
α （アルファ）	8.0～13.0 ヘルツ	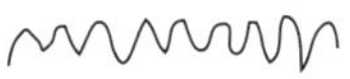	没頭・集中・ 瞑想
θ （シータ）	4.0～8.0 ヘルツ	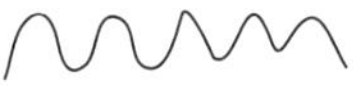	まどろみと 意識の間
δ （デルタ）	2.0～4.0 ヘルツ	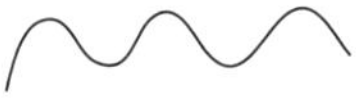	熟睡中・ 無意識

出典：『免疫力は笑顔で上がる』（高戸ベラ著、小学館）より

解放された状態。だから無我の境地――をしめす脳波ともいわれている。

▼ベータ波：「あっそうだ、買い物に行かなくっちゃ」など考え始めるとベータ波がグーンと強くなる。この脳波は、脳が活性化していることのサインである。

「神経質な人や、つねに頭のなかであれこれ考えごとをしている人は、往々にしてベータ波の占める割合が多い」と脳神経外科の中島医師。「こういう人が落語を聴くと、アルファ波の占める割合が増えて、一時的にせよ脳はリラックスする」とは、みずからが落語家の中島医師の我田引水ではない。

▼シータ波：アルファ波が出ているときより、さらに脳の活動が静まっている……つまり睡眠時にはシータ波が出ている。

▼デルタ波（徐波）：さらに脳活動が低下すると、測定される脳波も非常に微弱となる。それがデル

タ波だ（徐波ともいう）。脳出血などで意識不明となった患者さんの脳からは、この消え入るような微かなデルタ波がかろうじて観察されている。これは、脳死寸前の脳といってもよいだろう。激しい事故などで脳が損傷を受けた脳挫傷やクモ膜下出血などの患者さんの脳からは、この弱々しいデルタ波しか観察されない。

ところが、これら患者さんに冗談などで笑ってもらうと、たちまちデルタ波が激減する。患者さんが笑っただけで……！「脳機能がよくなっている！」と脳神経外科医もおどろく。

「つまり、笑いというのは、機能が低下した人の機能改善をうながし（デルタ波→ベータ波等）、ぎゃくに機能亢進している人には抑制作用がある（ベータ波→アルファ波）というわけです」（中島医師『笑いの処方箋』法研、カッコ筆者）

●「笑い」は脳機能（前頭葉）を活性化

図5-10は、「笑う前」（上段）と「笑った後」（下段）での脳波の変化をあらわす。

「黒い部分」は脳機能低下をしめすデルタ波（徐波）が発生している部位。「笑う前と後では、黒い部分（徐波）が少なくなっています。前と後では明らかに違う」「笑いは脳の機能、とりわけ前頭葉の機能を活性化します」（中島医師）。

その他、脳機能の変化を観察する方法に、脳血流測定がある。脳のどの部分に、どれだけ血流が増えたかがわかれば、その部分の脳が盛んに活動したことが証明されるのだ。「脳循環測定装置」は放射性同位元素を注入して脳の血流増減を測定する装置である。ただし、一回につき八万

■笑うとデルタ波（黒部分）が減り、脳は活性化

図5－10　落語鑑賞で笑ったことにより脳が活性化した実験結果

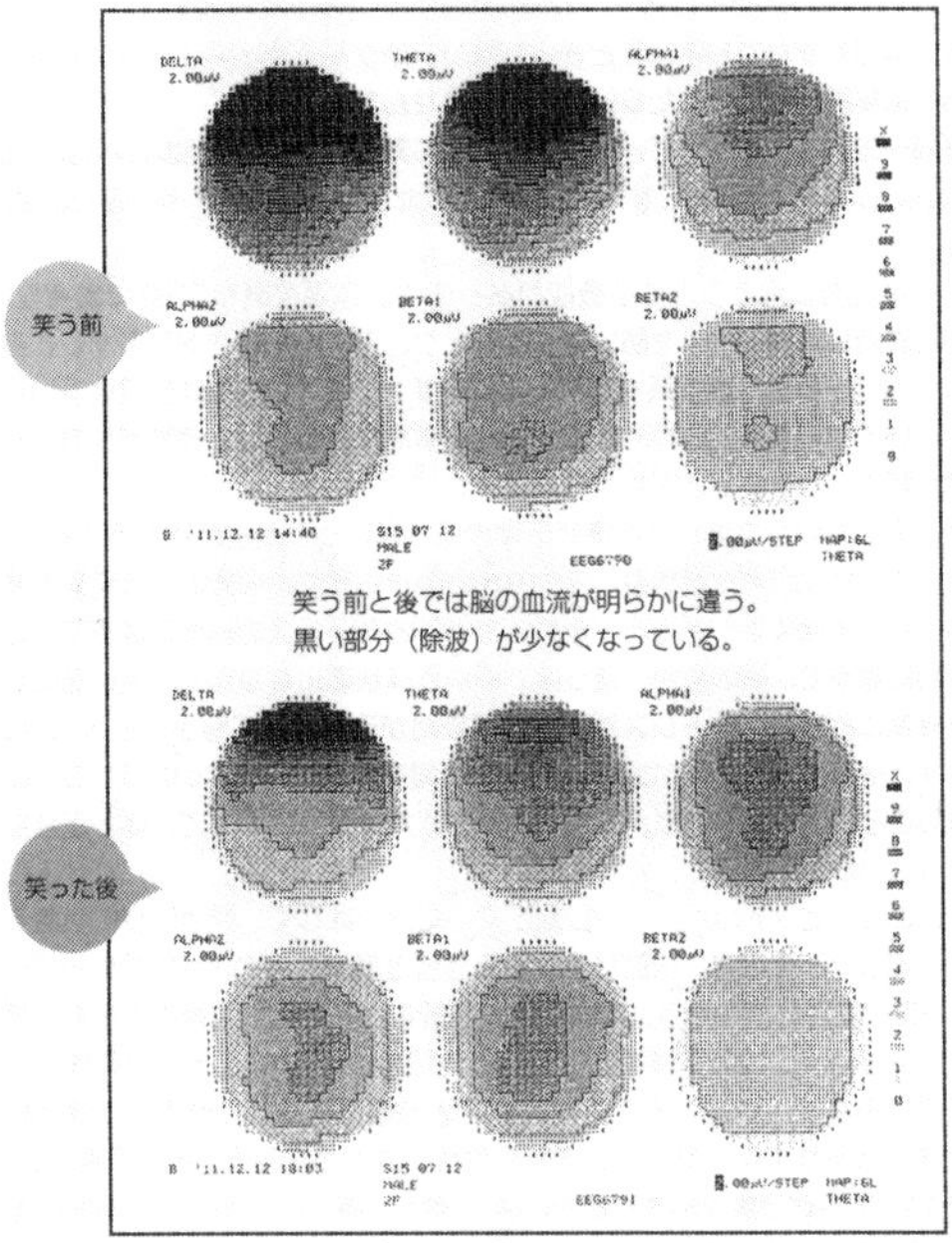
笑う前
笑った後
笑う前と後では脳の血流が明らかに違う。
黒い部分（除波）が少なくなっている。

出典：『笑いの処方箋』（中島英雄著、法研）

円と費用が高い。「笑う前」「笑う後」と一人一六万円もかかる。しかし、これら装置の活躍で、「笑う前」「笑う後」では、明らかに脳内血流がグンと増大していることが、立証されている。

「笑う」ことが頭の血のめぐり——すなわち「頭のよさ」をアップさせる近道なのだ。受験生などには大きなヒントとなるはず。つまり、お笑い番組などで気晴らししている受験生の方が、気難しいタイプよりいい点数を取る、というわけだ。まさに「笑う門には福来る」だ。

〝脳内麻薬〟――不安、恐怖を和らげる妙薬

●ストレス、不安……で〝戦闘モード〟に

だれでも強い不安や恐怖を感じるときはある。

すると脳はアドレナリンやノルアドレナリンというホルモンを急激に分泌する。これらは「怒りのホルモン」あるいは「攻撃ホルモン」と呼ばれる。つまり人体は不安、恐怖を与えるストレスを「外部からの攻撃」と判断するのだ。

取る対応は二つ。……「逃げる」か？「反撃する」か？　どちらにせよ生体にとっては、緊急事態だ。〝のんびりモード〟は終り。その瞬間から全身は〝戦闘モード〟に突入する。「逃避」でも「攻撃」でも、一瞬の行動が求められる。その機敏な動きが生死を分けるのだ。

そのために、まず血管は急速に収縮する。こうして血圧を上げ生体は瞬間の反射モードに突入するのだ。顔を真っ赤にして怒っている奴より、青ざめている奴のほうが怖い。これは、青ざめ顔のほうが血管収縮の度合いが強い。つまり怒りの度合いが激しいことからくる教訓だ。

●〝怒りのホルモン〟を中和するエンドルフィン

こうして、生体には過度ストレスを感じたとき、全身を戦闘モードにして自らを守ろうとする働きがある。ところがよいことばかりではない。じつはストレス刺激で脳内分泌されたアドレナ

リン、ノルアドレナリンは、人体にとっても猛毒物質なのだ。それは毒蛇の毒以上ともいわれる恐ろしいもの。とうぜん、身体中を巡り、様々な病気を引き起こす。この猛毒物質を中和するのがβ－エンドルフィン。いわゆる脳内快楽物質——別名、脳内モルヒネと呼ばれる。

ちなみにエンドルフィンにはα、β、γ……など四種類ある。脳から分泌され快感、鎮静をもたらすので〝快楽物質〟とも呼ばれる。

「人間の脳にはエンドルフィンの存在が確認されている。これは分子構造や効果の点でも、モルヒネと類似した物質だ。これは、いわば人体のそれ自身に備わる麻酔薬であり、弛緩剤である。人間が痛みに耐えるのを助ける効果をもっている」（ノーマン・カズンズ）

このβ－エンドルフィンは脳から分泌され、アドレナリンやノルアドレナリンに作用して、猛毒を中和、消去して、体を元の〝平和モード〟に戻してくれるのだ。

●笑うと分泌されNK細胞の栄養源に

このβ－エンドルフィンこそは、「笑う」ことで脳から盛んに分泌される物質なのだ。

「笑い」が苦痛やストレスを和らげてくれる。それにはこんな安らぎへのメカニズムがあった。

笑うことは非常に免疫力を上げてガンによい……。

これは当然だ。一番かんたん。笑うことは、ご存じのようにβ－エンドルフィンを分泌する。それとガンと戦うＮＫ細胞との基礎的研究は、たくさん論文で発表されている。笑いでＮＫ細胞の活性が強くなる。そのしくみは試験管にＮＫ細胞を培養していて、そこにβ－エンドルフィンを垂らすと、ＮＫ細胞がいっぱいになったそうだ（笑いで増えた）。β－エンドルフィンによって、ＮＫ細胞が元気に活性化したのだ。

「笑う心は生命エネルギーの栄養源なんだ。だから、人々は『楽しく』『笑って』……それを求めているのだろう。それは、やはり『健康』を求めている証拠である。本能的にβ－エンドルフィンを、たくさん作ろうとしている」（西新宿クリニック院長、高橋喜八郎医師）

だ液――ストレス度合いを簡単に測れる

●落語を聞くと「酸性度（ｍＶ）」が低下

中島英雄医師（前出）は、病院寄席《よせ》の実践を通じ、自ら落語の高座にも上がる！

その一方、「笑い」の効果を医学的に測定する実験にもとりくんでいる。落語を聴く前と後での、「唾液の酸性度（ｍＶ）」をチェック。それで、どれだけストレスが緩和できたかが判定できる。人体は、受けたストレスが強いほど、唾液の酸性度は五〇ｍＶ以上（ドロドロ）と強くなる。ぎゃくにストレスが弱いと唾液は還元され五〇ｍＶ以下（サラサラ）をしめす。ヘルスキーパーという測定機をつかって酸性度をｍＶ単位で測定してみた。

その結果、落語を聴いたあと、全員酸性度が低下していた。つまり、落語を聴くと〝脳内麻薬〟効果で、ストレスが解消されていることが数値的にも証明されたのだ。

■落語で笑うと唾液中ストレス物質が２種とも減少

図５－12　落語鑑賞で笑ったことによりクロモグラニンＡの数値が低下した実験データ

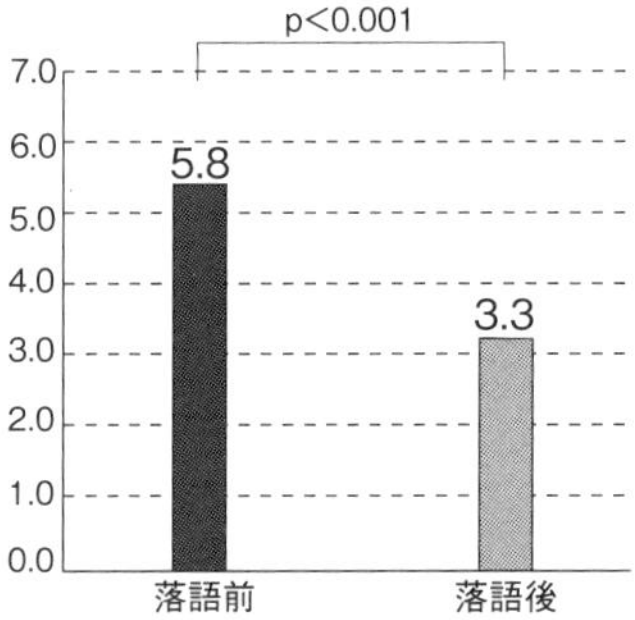

図５－11　落語鑑賞で笑ったことによりコルチゾールの数値が低下した実験データ

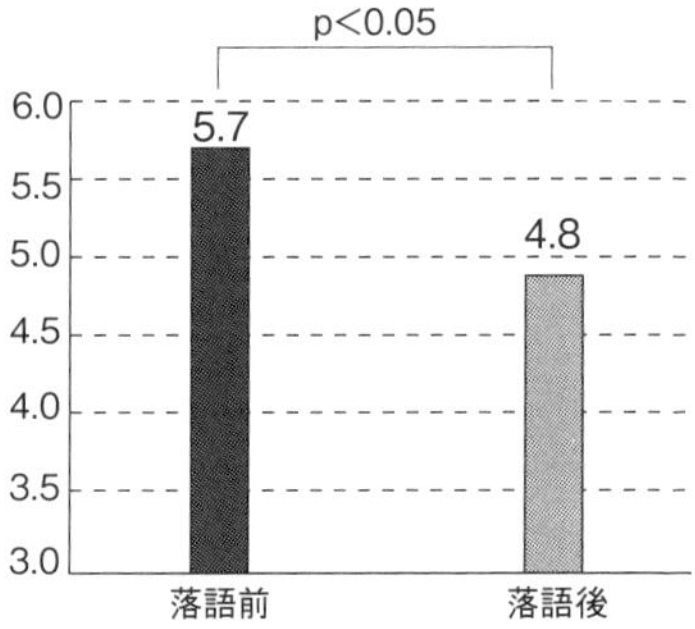

出典：「大阪府立健康科学センター年報（平成15年度）」より

●だ液コルチゾール値なども低下した

コルチゾールとクロモグラニンAは、いずれもストレス・ホルモンとして知られている。つまり、ストレスを受けると、これらの分泌は比例して増加する。

それはだ液中にも分泌されるので、コルチゾールなどのだ液中濃度を測定すれば、ストレス度合いが判定できる。「落語」を聴く前と後での、だ液コルチゾールを測定すると、半数以上の人が減少（**図5-11**）。さらにクロモグラニンAは四分の三の人で減少していた（**図5-12**）。つまり落語観賞した大半の人がストレスから解放されたことの証明だ。コルチゾール値がよく下がったのは「男女別なら女性の方」「落語を聞き慣れている人」「いつも声を出してよく笑う人」たちだった。

暮らしの中でよく笑う人ほど、「笑い」の効果は大きいのだ。

●アミラーゼ測定器〝ココロメーター〟

その他、だ液には、さまざまなストレス成分が溶け出す。ストレス検査に最適だ。

たとえば消化酵素アミラーゼ。これは、でんぷんを分解する作用がある。このアミラーゼは精神的ストレスがかかると「分泌量」が増す――という特徴がある。これは緊張すると心臓がドキドキしたり、手に汗をかくのと同じ反応。このアミラーゼ分泌量はストレスの強さに比例するので、ストレス値を測定するのにもってこい。

このアミラーゼのストレス反応を利用して、商品開発された「測定器」が〝ココロメーター〟。医薬機器メーカー㈱ニプロが開発、販売している。タテ・ヨコ九×一三㎝とハンディ。専用チップを舌の下に入れてだ液を採取し、本体にセットすれば、わずか三〇秒でストレス判定が出る。その数値はKU／L単位で数値表示され、ストレス度合いは「ない」「ややある」「ある」「だいぶある」の四段階で示される。これも「笑いの効果」測定に使えるだろう。

「笑いのリハビリ」――しかめっ面より、笑顔がいちばん

●笑顔があふれる病院の待合室

病院の控え室――。数十人の患者さんたちが部屋の一隅を見上げて入る。

中島医師が院長を務める中央群馬精神脳外科病院の光景だ。そこにはテレビが設置され、落語の真っ最中。熱心に見つめる年配の患者さんたちの顔、顔……。あちこちで破顔一笑。笑いがこ

ぼれる。だいたいが病院のロビー、控え室ほど陰気なものは無い。だれもが押し黙って、目線も落ちている。病気だからあたりまえ、ではない。病院側に、患者さんたちの心をときほぐす努力が足りないのだ。

ところが、この病院はちがう。こっけいな落語の駄洒落、演者の身振りに笑いがわく。自らが落語家として高座にもあがる中島院長は、まさに笑いのツボを心得ている。

彼は患者のリハビリ治療にも笑いのパワーを取り入れている。最初は、落語に慣れていない人で、ぎごちない笑みをもらしている人でも、何回も聴いているうちに、笑い慣れて、吹き出すようになる。すると「ここに来るのが楽しくなる。脳のリハビリには、いちばん手っ取り早いんです」（中島院長）。

●リハビリ効果も飛躍的に向上した

同医院は、くも膜下出血や脳こうそくなど深刻な脳疾患の患者さんに、落語を聴いてもらうリハビリで効果を上げている。発音練習や筋肉トレーニングなど辛いリハビリに笑いのエッセンスを加えることで、「効果が飛躍的に向上することがある」という。脳疾患の後遺症で最初は全然、言語はしゃべれなかった年配女性も「とってもいいですよ」と笑顔。

「いま、リハビリしてもらっているからね。だんだん良くなっている……」

中島院長は、自らも落語医者として患者さんたちを前に一席ぶつ。患者さんの回復度合いは高座から見るとよくわかる。状態が悪いときは、どんな噺をしても反応がない。しかし、症状の回復につれ、笑顔になったり、笑い声を上げたり、表情も豊かになる。

中島先生は、高座から診察しているようなもの。一方で、その効果を臨床的に集計、考察している。患者は「落語を聴いているときは、耳から入る〝言語情報〟を分析し、それを〝視覚的〟に想像して、さらに自分の体験と照らし合わせ、自分自身の体験に合わせてストーリーを組み立てていく」。さらに、「『オチ』で『ああ……なるほどナア』となる。落語を聴くということは、こんなにも論理的で複雑な（脳の）作業になるのだ。だから脳卒中など脳の病気の後遺症に悩む患者さんのトレーニングになる……」にはただうなずくばかり……。

●全国の病院よ！　お笑いを流してください

まず、全国の病院にのぞみたいことは、待合室やロビーに、テレビで落語や漫才、お笑い番組や喜劇を流して欲しい。たとえば志ん生の落語などをエンドレスで流していれば、無意識に、そこに目がいく。そのうち噺に引き込まれてゲラゲラ笑ったら、まさに効果あり。それが、他の患者さんに伝染することは、もう証明されている。

お宅も笑いのクリニックにしてみませんか？　これからは陰気な病院には、だれも足を向けなくなりますよ。

関節リウマチ――「落語」で治った、おどろいた

●気分、神経症、痛み……など四項目チェック

日本医科大学の吉野槇一教授が行った実験である。著書『笑いと免疫力』（主婦の友社）から、その概要を紹介しよう。

一九九五年三月。名づけて「楽しい笑いの実験」。被験者は吉野教授が診察している二六人の関節リウマチの患者さんたち。〔Aグループ〕全員女性で平均年齢は五八歳。発病してからの期間は、平均一九年と長め。〔Bグループ〕このような医学実験では、比較対照グループが必要である。いわゆるコントロール群。二六人の健康な女性が必要だ。これは患者さんたちの家族、友人、病院職員などが参加。こちらの平均年齢五一歳。さて、「笑い」の提供者で最適の人は……？と見渡して、教授はベストの人を発見する。「日頃から懇意にしている」落語家の林家木久蔵師匠。「高座に登場したとたんにワーッと笑いを呼べる……」最適の落語家だ。

吉野教授は、「笑い」の効能を測る目安として四項目をリストアップ。

①気分の程度、②神経症の程度、③痛みの程度（関節リウマチの患者）、④神経系、内分泌系、免疫系……への影響。

これらを「落語を聴く前」「聴いた後」……で測定して、「笑い」の医学的効果を具体的に測定しようとしたのだ。

●笑う前は「抑うつ」「緊張」気味

さて、落語を聞く前の①〜④項目調査で以下のことがわかった。

A患者グループは、B健康グループにくらべて「神経症ぎみ」「抑うつ状態」「強い緊張感」「異常な免疫反応」「炎症が高まり」「痛みも強く感じていた」……という状態だ。

落語会当日。会場は日本医科大学・付属第一病院の臨床講堂。落語会には、ちと場違いだが、吉野教授らは紅白の幕を張り、壇上は金屏風……と、さながら寄席の高座のようにしつらえた。出囃子《でばやし》までは本物とはいかず、これはテープで代用。そこにA患者グループ、B健康グループ、合わせて総勢五二名の年配女性たちが集合。

さて、軽妙な出囃子に乗って、いよいよ木久蔵師匠が登場……と……テープが途中で止まった。高座に上がろうとした師匠もずっこけた。それを見て、場内は大爆笑。うまいツカミで師匠もご機嫌。乗りのいい絶妙な落語で会場は爆笑につぐ爆笑……。

それでは、お後が……と師匠が高座を降りても、吉野教授たちは、ノンビリとしておれない。まず二グループに「どれほど面白かった?」と質問。採用したのは一〇cm目盛りをつかう〝ビジュアル・アナログ・スケール法〟（VAS法、第3章参照）。

●①気分②神経③痛みがみごとに改善

その結果は、A患者グループは平均九・四〇cm。B健康グループは八・八四cm。

VAS法のこの値は、統計的には両グループに差はなく、どちらも「非常に面白かった」という回答となる。木久蔵師匠も「どんなもんだい」と鼻の高くなる結果（これが逆だったら大変だった）。

さて、①〜④の変化を、精密に測定してみた。

「聴く前と、聴いた後では、測ったデータに必ず変化が起きるはず」「二週間後から徐々に結果が出てきました。変化はみごとに現れていました。それも素晴らしい変化が……」（吉野教授）
①気分の程度：〝フェイス・スケール法〟を採用（米国リウマチ専門医、ロリッシュ医師が開発）。それは前述したように「笑い顔」から「泣き顔」まで二〇表情の図から〝今の気分に合った表情〟を選んでもらうやり方。全員、落語を聴く前にも、同じテストをやっている。どれだけ選んだ表情が「笑い顔」に近付いたかで、気分がよくなったかが判定される。AB両グループとも落語を聴いた後では五ポイントも気分がよくなっていた（二〇ポイント中）。
②神経症的な「落ち込み」もこうして改善されたのだ。
③痛みの程度：これはリウマチ患者Aグループのみ測定。これもVAS法で判定。その結果は落語を聴く前にくらべて、「痛み」スケールに大きな改善が見られた。落語の大笑いは「関節リウマチの痛みを確実に和らげた」のだ。
④神経系、内分泌系、免疫系への影響：人間の体内の情報系は、神経系、内分泌系、免疫系の三つの系がある（正確には〝気〟の経絡系も加わり四系統）。これが脳の視床下部という部分で繋がり、大脳（主に前頭葉）が指令室（コントロール・センター）の役割をしている。これらは独立した系ではなく、お互いに情報がジャンプし合っている。ちょうどアミダクジのように情報は横にも走るので、複雑微妙な心理、生理現象が生まれるのだ。

「大脳は、心をつくる場でもあり、過度の精神的ストレスと刺激を受けると、それがからだの調整機能にも影響します。そこで、この心に（笑いで）〝揺さぶり〟をかけて、からだの状態がどう変化するかをみてみよう」というのが吉野教授の実験の狙いだった。

●ストレス物質コルチゾール値が急減

その結果、やはり「笑い」でストレス物質コルチゾールが患者グループで減少した（図5‐13）。患者グループは「痛み」の軽減を回答していた。それを裏付けるように神経系のかなりの変化が、コルチゾール値で実証された。このコルチゾールは、〝ストレス・ホルモン〟。ストレスが増えると、たちまち血中値が急増する。

落語を聞いたあとA患者グループは「このコルチゾール値がグンと下がって、なんと基準値の範囲内になっていました」（吉野教授）。

ここで健康グループBのコルチゾール値が不変なのは、もともと、これらの人たちはストレスを感じていない状態だったからだろう。

●リウマチにあらゆる医薬品より効果アリ

さらに教授は感動する。「笑い」の後、関節リウマチを悪化させるインターロイキン‐6の値が劇的に下がっていた！（図5‐14）「現在あるどんな薬を使っても、短時間でこれほど数値を下げることはできない」。つまり「笑い」は、地上のあらゆる医薬品より、リウマチに目覚ましい効

■「笑い」はリウマチ患者のストレス値だけを大きく下げた

図5－13　落語鑑賞で笑ったことによりコルチゾールの数値が低下した実験結果

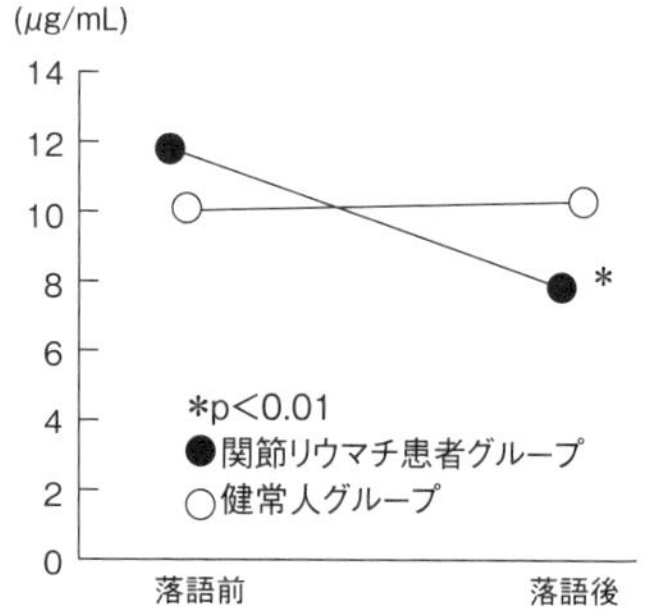

■落語は地上のどんなリウマチ薬より効いた！

図5－14　落語鑑賞で笑ったことによりインターロイキン-6の数値が低下した実験結果

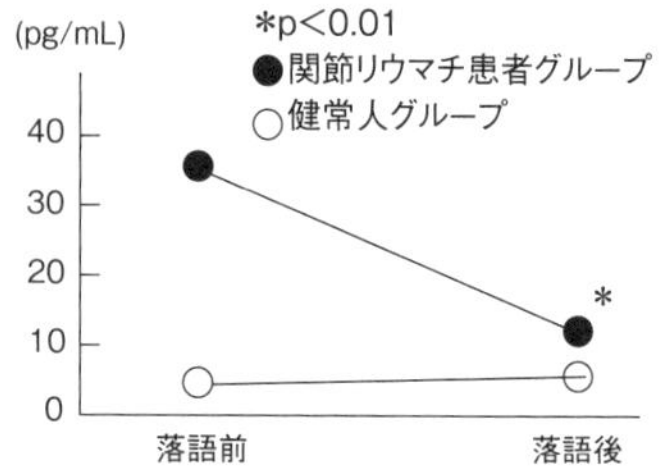

出典：『脳内リセット—笑いと涙が人生を変える』（吉野愼一著、主婦の友社）

果を立証したのだ。

インターロイキン-6は炎症促進作用があり、リウマチ患者では大量に分泌されるため症状が悪化するのだ。落語を聴いた後、リウマチ患者さんのこの数値が急減したことに、吉野教授は「笑いには〝名医〟のような働きがある」と自信を深めた。

しかし、この結果を国内の学会に発表したところ「落語で下がるわけがない」「眉唾もの」と散々に酷評された。ここに、新しい研究に不信感、憎悪感を抱く日本の医師たちの偏狭さがある。

そこで、吉野教授は権威あるリウマチ専門誌『ジャーナル・オブ・リスマトロジー』に論文を投稿。すると、なんと「審査を通り、誌上に掲載された」のだ。

●からだは、むだなことをしない！

もう一つ興味深い実験データが得られた。これら数値変化はA患者グループのみにみられたのだ。ストレス物質コルチゾールもインターロイキン‐6も、B健康グループでは落語前も後も「まったく変化なかった」。「健康な人の体内環境は、もともとバランスがとれているため、心に揺さぶりをかけても、特に変化を起こす必要がなかったということでしょう」。「からだは、むだなことをしない！」（吉野教授）。

教授は「人体のもつ絶妙のバランス感覚」に感嘆したのだ。

ついで、吉野教授は二〇〇三年、四回目の実験にトライ。こんどはリウマチ炎症の抑制物質（インターロイキン‐1レセプター・アンタゴニスト）に着目。

やはり、落語による実験を実施した。すると、この「炎症抑制物質が、笑いによって増加する」ことが確認されたのだ。それも、増加変化は「炎症の程度が高いほど、顕著にあらわれた」のである。笑いは、炎症を悪化させる物質は減らし、炎症を抑制させる物質を増やす……という絶妙の効果が立証されたのだ。

吉野教授の結論――「楽しい笑いは、乱れた機能を正常に戻す。それぞれ機能が円滑に動くようにして炎症などに立ち向かう。そして基準値以上の過剰なはたらきはしない。そこが薬とちがう」。だから「笑い」には、クスリとちがって副作用はない。

「天は人間であるが故の悩みを忘れるために、『笑い』を我々に与えてくれたのです。天からいただいた『笑い』に感謝し、おおいに活用しましょう。生き生きとした人生を送るためにも！」

そこで、お笑いの奇跡的なリウマチ治療効果をもたらした林屋木久蔵師匠のオチ。

「笑いはリウマチにキクゾー！」。おあとが、よろしいようで……。

第6章 「笑い」と「感謝の心」は遺伝子も変える！

村上学説――「笑い」は遺伝子も変える

●ポジティブな「心」でスイッチ・オン

「笑い」は遺伝子も変える。

たいていの遺伝子学者ですら「マサカ……」と、それこそ一笑に付しそうだ。ところが、その仮説を真剣に発表され、見事に立証された科学者がいる。それが日本の遺伝子研究の第一人者、筑波大学名誉教授の村上和雄博士である。その大胆な仮説は一九九七年に発表された。「精神的な因子が遺伝子スイッチのオンとオフに関与する」というもの。つまり「ポジティブ（肯定的）な因子は、よい遺伝子のスイッチをオンにし、ネガティブ（否定的）な因子は、よい遺伝子のスイッチをオフにする」という仮説である。その村上学説を、分かりやすく対談方式で解説したものが共著書『生きている。それだけで素晴らしい』（ＰＨＰ研究所）である。

対談相手は阿部博幸・医学博士（九段クリニック院長）。阿部博士もガン統合療法で、目覚ま

愛読者カード

このたびは小社の本をお買い上げ頂き、ありがと
ございます。今後の企画の参考とさせて頂きま
のでお手数ですが、ご記入の上お送り下さい。

書名

本書についてのご感想をお聞かせ下さい。また、今後の出版物についての
ご意見などを、お寄せ下さい。

◎購読注文書◎

ご注文日　　年　　月

書　　名	冊　数

代金は本の発送の際、振替用紙を同封いたしますのでそちらにてお支払い下さ
なおご注文は **FAX 03-3239-8272**
また、共栄書房オンラインショップ https://kyoeishobo.thebase.in/
でも受け付けております。（送料無料）

郵便はがき

金受取人払郵便

神田局承認

1614

差出有効期間
2023年8月31
日まで

101−8791

507

東京都千代田区西神田
2-5-11出版輸送ビル2F

共栄書房　行

ふりがな
お名前

お電話

ご住所（〒　　　　　　　）
（送り先）

◎新しい読者をご紹介ください。

お名前

お電話

ご住所（〒　　　　　　　）

しい成果をあげておられる。

遺伝子には、約三〇億個もの情報が入っている。しかし、これらは、すべて働いているわけではない。ピアノ鍵盤のようなもので、「叩く」ことでようやく「音」つまり「情報」が出るのだ。「遺伝子には『働け・眠れ』という指令情報も入っている。これを遺伝子のスイッチ・オン／オフという。遺伝子はもって生まれたものだが、後天的な要因でオン／オフすることがある。そのオン／オフには三つの要因があり、第一が物理的要因、第二が化学的要因、そして第三が精神的な要因が関係している。この心や思いなどの精神的な要因が今注目されている」（村上博士、前著）

私たち東洋人は、このかんがえはスッと腑に落ちる。

「身心一如――」つまり「身体と心は一つの如し」。これは東洋医学の根幹であり、東洋思想の要諦だからだ。

●「気」が病むと「体」が病む

「病気」という文字が、その全てを物語っている。つまり、「気」が「病む」から「病気」になるのである。

しかし、西洋思想もかつて古代においては「身心一如」つまり東洋思想と同じであった、と思える。なぜなら、英語で病気を〝ｄｉｓｅａｓｅ〟と綴るからだ。これは〝ｄｉｓ（～でない）〟＋〝ｅａｓｅ（安息）〟という意味だからだ。

つまり、病気とは「心が安らかでない」状態……と喝破しており、それを言語に残してきたのだ。これは、まさに漢字の「病気」に通じる。

つまり、古代では東洋も西洋も「心安らかならざるは、病いに通じる」という真実を判っていたのである。

由美かおるさん——なぜ、あれほど若く美しいのか？

●強く願うほど関連遺伝子はオンに

「絶望するのではなく、前向きに治療に取り組むほうがいい結果が出る」と阿部博士。

「〝願えば叶う〟というのは、とても宗教的な言い方ですが、きちんと科学的にもデータがとれていることです。**強く願うことは、その願いに関する遺伝子がオンになる**……ことだと思うのです……」と、村上博士は応じる。

これには、次の例で読者は納得できるのではないだろうか。

たとえば、女優さんは、どうして、いつまでも若々しく美しいのか？　例をあげると由美かおるさん。とても実年齢のようには見えない。プロポーションは一四歳デビュー当時とまったく同じ！　肌の美しさも二〇代で通用するだろう。撮影現場などでの由美さんの口癖は「わたし、きれい？」とニッコリ。いつまでも若く美しくありたい……という強い願望が潜在意識に働きかけて、若さと美しさを保つ遺伝子をオンにし続けているのだろう。

由美さんのばあい、究極の気功ともいえる西野式呼吸術を実践されていることでも有名。その潜在意識への働きかけは常人を超えているはずだ。

ぎゃくに「心が老ける」と「顔も老ける」ことは、誰でも思い当たるだろう。医学分野で催眠療法あるいは暗示療法といわれる分野がある。いわゆるサイコオンコロジー（心理療法）。これらも、「心を変化」させることで「遺伝子を変化」させよう――とするものだ。村上・遺伝子理論により、これらの正当性も裏付けられるのだ。

●環境変化は遺伝子をオンにする

村上博士も強調する。

「……潜在意識の作用によってみちびきだされた力が潜在能力です。潜在能力は、奇跡的なことを容易に起こしてしまうような大きなものです。潜在能力が発揮されれば、全身に広がったガンが消えてしまっても不思議はないと思います」

この潜在能力を引き出す方法は、二つある……という。

一つは「心の持ち方です。あることの実現を願ってひたすら心に念じると、それが潜在意識に刻印されて、自然にその目標に近づく行動をとるようになります」。もう一つが「外界の変化。火事場の馬鹿力のようにもので、環境変化に対して、瞬間的に適応します」。「潜在意識に働きかけることは、実は、遺伝子に働きかけている可能性があります」。

――共著の『生きている。それだけで素晴らしい』（前出）は阿部博士から、私の手許にご献本いただいた。ここまで読み進み、天啓のように閃めいた。

獲得形質――例えば擬態昆虫……それは遺伝する

●ダーウィンの進化論を超えて……

「……獲得形質も、遺伝するのではないか?」

まず近代遺伝学は、チャールズ・ダーウィン(一八〇九~一八八二)の進化論に基づく。その基本理念は「自然淘汰」理論である。別名「適者生存」理論。つまりは「弱肉強食」「優勝劣敗」……。二〇世紀に遺伝子が発見され、突然変異などで生まれた「環境適応」種が他の種を打ち負かして「適者生存」してきた……という「進化論」総合説となっている。しかしこれだけでは、地球上のあまりに多様な生物相を説明できない。

たとえば、昆虫などの擬態――。枯葉にそっくりの蝶や、枯れ枝にしか見えないナナフシ……などなど。これら擬態生物が、偶然の突然変異で生まれた……などということはありえない。

かれらは天敵の襲来に必死で身を潜め、本能的に見つからないため、周囲の環境に同化することを〝念じた〟はずだ。一念天に通ず……その〝思い〟は次第に外形や色を周囲と同化させていった。つまり生存本能は、遺伝子情報すら変えて、この後天的な獲得形質は、子孫に遺伝的に継承されていったはずだ。

総合的「進化論」に基づく現代生物学は、これら獲得形質の遺伝は否定している。

●大自然は「生」を念ずるものを助く

しかし、パッカードなど一部の学者たちは「……個体が外界の影響または器官の用不用で後天的に獲得した形質（獲得形質）の遺伝」を主張してきた。これをネオ・ラマルキズムと呼ぶ。しかし、村上学説で……ポジティブな生存本能は遺伝子をオンにする……ことが立証された。たとえば枯れ葉の上を棲家とする蝶は、天敵から助かるため生存本能による遺伝子変化で、羽根は枯れ葉そっくりに変容する。緑の葉の上を棲家とする蝶は、同様に羽根は緑となる。子孫も同様に、生存することを本能が念じるために生殖細胞の遺伝子も同様に変化する。こうして獲得形質は遺伝し続け、かれらは見事な擬態昆虫として生存し続けているのではないか？　大自然（神）は「生きよう」と必死で念ずるものは、昆虫であろうが人間であろうが「生かす」のだ。

これら「生命」の奇跡と神秘は「波動医学」で解明される。この波動医学の根底にあるのが量子力学だ。意識もミクロの量子波であり、その波動エネルギーがＤＮＡ構造を変えるのだ。まさに「念ずれば通ず」。

●遺伝子は願う方向に変異・修復される

この理論を裏付けるのが遺伝子の変異と修復である。遺伝子構造は、未来永劫……固定したものではなく、常に微細な変異と修復を繰り返している。

はやくいえば〝揺れ動いている〟。ゆえに、心で「生」を望めば「生存」の方向に変異、修復される。「死」を望めば「死滅」の方向で変異・修復されていく。

「人は思った通りのものになる」「イメージは実現する」……という成功法則は、遺伝子理論的にも正しいといえよう。

現代医学の新分野サイコオンコロジーも、この遺伝子のマジックを究めようとするものだ。取り組む若き医学者たちには、心より拍手を送りたい。そこで出て来る結論は、まさに東洋医学が教えて来た「心身一如」の現実である。さらに村上博士の唱えるポジティブ心的因子は、生命力を賦活する……という真実なのだ。

吉本興業――馬鹿にしたらあきまへんデ

●「いいなぁ」と「いやだぁ」の差

村上博士が唱えるポジティブな因子とは「……喜び、楽しみ、愛情、信念、祈り、感謝……などで、ネガティブな因子とは、苦しい、辛い、ねたみ、怒り……など」とじつにわかりやすい。

つまり「いいなぁ」と肯定する心と、「いやだぁ」と否定する心の対比。これは「ありがとう」と感謝する気持ちと「このやろう」と憎悪する気持ちの対比でもある。もっとも単純化すれば「笑い」と「怒り」だろう。

「笑う」と脳の内部に快楽ホルモン、β‐エンドルフィンが分泌されることが実験で立証されている。体全体が快感に満たされ愉快になる。「怒る」と逆に攻撃ホルモンのノルアドレナリンが分泌される。これは生体にとって毒物なので、体中が不快感で満たされ不愉快になる。

●吉本興業と合同実験でチャレンジ

しかし、これらの感情変化（波動エネルギー）が遺伝子DNAの働きに「ゴーサイン」を出したり「ストップサイン」を出す……ことは、まだ世界の遺伝子学者の間でも、証明されていなかった。

この仮説を立証するためには、科学的、医学的な証拠（エビデンス）が必要である。その証拠とは、誰が行っても同じ結論が出る……という具体的な実験結果である。

「さて、どうしたものか？」と考えていたとき、村上博士は吉本興業の社長と出会う。またもや吉本興業である。日本での「笑いと健康」研究のパイオニアともいえる前述の伊丹医師も、その実践研究の場として吉本興業に到達している。

世界の医学的最先端アプローチを試みる医学者が、お笑いの総本山に詣でているのが、なんともおかしい。

村上博士は「心と遺伝子研究会」を設立して本格的な研究に着手。二〇〇三年、吉本興業と〝共同研究〟体制を確立しジョイント・イベントを行った。それは「笑いによって、どの遺伝子がオンになるか？」をリサーチする、きわめて医学的な実験であった。

「笑いが健康によい」ということは昔から言われてきたこと。「しかし、笑いが本当に病気を治している」という科学的な根拠は、まだ乏しかった。つまり、その「笑い」が「癒す」メカニズムが、まだハッキリしていなかったのだ。

村上博士の実験は、そのメカニズムを解明しよう——という試みであった。

●糖尿病の遺伝子オン／オフを発見！

——吉本興業との合同実験で、すぐに画期的な事実が解明された。

お笑いの舞台を前に客席でゲラゲラ大笑いをすると、Ⅱ型糖尿病患者の食後血糖値の上昇を大幅に低下させたのだ。このⅡ型は、日本の糖尿病患者のほとんどがこのタイプである。つまり「笑い」は糖尿病治療の〝妙薬〟である……ことが世界初の臨床実験（！）で立証されたのだ。成果は、それだけではない。この実験により、「笑い」でどの遺伝子のスイッチがオンになって、どの遺伝子のスイッチがオフになったか……まで、直接、解明することに成功したのだ。

「笑い」という「心の状態」が「遺伝子」を具体的に変える——その画期的な研究成果を得た。つまり、その遺伝子が、具体的にどのような変化をしたか……という学術的な内容である。人類初のデータが得られたのだ。

「二万一〇〇〇個の遺伝子の中から、ある限られた遺伝子がオンになって、別の遺伝子がオフになる。今、アメリカの科学雑誌に論文が掲載されました」（村上博士）

天才と凡人——遺伝子の差は、わずか〇・〇一％

●三八億年昔に遺伝子を〝産んだ〟のは？

博士は言う。「今、ヒトの遺伝子の解読がほぼ終り、天才の遺伝子暗号と、ふつうの人の遺伝子暗号を比較することができます」。……ところが、その両者の差は「せいぜい一〇〇〇個に一

■ 38億年前に生まれたDNAは4種のデジタル情報で伝達される

図6−1　DNAの構造

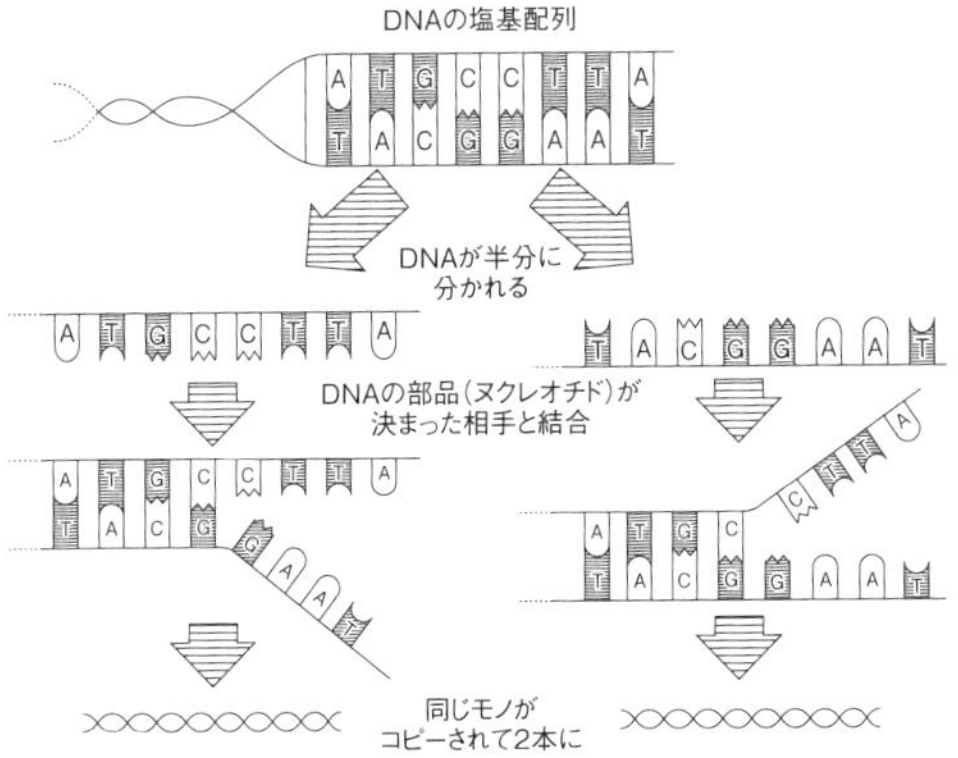
DNAの塩基配列
DNAが半分に
分かれる
DNAの部品（ヌクレオチド）が
決まった相手と結合
同じモノが
コピーされて2本に

出典：『笑う遺伝子』（村上和雄著、一二三書房）

個くらいです。さらに言えば、意味があるのは一万個に一個くらいだと思われています。もちろん、その一万個に一個の差が、その人の能力や体力に大きな影響を与えますが、それにしても〇・一％とか〇・〇一％の差は、言ってみれば誤差の範囲です」。そもそも遺伝子ＤＮＡとは、なんと三八億年まえに〝産まれた〟そうだ。それを、この宇宙に産み出したのは、いったい〝なに〟だろうか？

——遺伝子はＤＮＡと呼ばれ、二重ラセン構造をなしている（図6−1）。

生物の細胞核を拡大すると糸状のものが見える。これが染色体で、遺伝子が連なったものである。さらに拡大すると二重ラセンの鎖のようなものが見える。これが遺伝子——。拡大すると、ハシゴ状の構造をしており糖とリン酸が交互につながっている。ハシゴの〝踏み板〟に相当するのが「塩基」である。異なる四種類（Ａ、Ｔ、Ｃ、Ｇ）が存在し、その配列（組み合わせ）で遺伝情報が後世に伝えられていたのだ。

その発見は〝二〇世紀最大の科学的発見〟と言われる。それにしても四種類の「塩基」の順列組み合わせという、いわばデジタル情報で、生命を産み出し、その生命を後世に伝える……という〝奇跡〟をもたらした存在とは、何であろうか？

●偶然では起こり得ない〝奇跡〟が

それは、偶然では起こり得ない。現在人類が到達した文明でも、絶対になしえない、超々高度な〝作業〟なのだ。
「……DNAの塩基配列は、細胞内で生産されるタンパク質の種類を決定し、細胞の形質発現を行う。一個の構造遺伝子中の遺伝子情報は、一種類のタンパク質アミノ酸の配列順序を定める。この遺伝子情報はメッセンジャーRNA（リボ核酸）に転写され、さらにタンパク質生産工場である、細胞内の微小顆粒リボゾームに運ばれ、そこで指定されたタンパク質が合成される……」（『百科事典マイペディア』）
つまり、各々の遺伝子情報にしたがってタンパク質合成などの生命現象が営まれるのだ。さらに遺伝子には「……生体を構成するタンパク質や酵素をコード（記号化）する構造遺伝子と、構造遺伝子の発現を制御するタンパク質因子をコード（記号化）する制御遺伝子とに分けられる……」（『医学大辞典』南山堂）。
専門書は、難しく書くもの。つまり遺伝子には、生体構造をつくる遺伝子と、その活動をオン

／オフする遺伝子の二種類がある……ということであろう。

〝サムシング・グレート〟――それを人類は〝神〟と呼んできた

●遺伝子進化と変異で生命の楽園に

「……ヒトは約一〇万種類の異なる遺伝子を持つ。(各組織などに)分化した状態にある細胞では、そのうち数万種類ていどの遺伝子が発現しているといわれている」(同)

つまりヒトは約一〇万種類の遺伝情報で、構成・決定されている……のだ。

「……遺伝子産物や遺伝子間の相互作用が、形質発現を調節する。遺伝子は生殖細胞を通じて親から子へ伝えられる」(『広辞苑』)

この地球上には、まことに多種多様な動植物が存在する。それは、まず原始の単細胞生物が、植物と動物に分化し、さらに、各々が環境に適応して生存していくうちに、目の眩むような多様な生物種が生み出されたのだ。まさに生命の楽園……！

「……高等生物における遺伝子の多様性は、進化の過程で遺伝子の重複と変異による遺伝子の分化が積み重ねられて生じたものと考えられている」(『医学大辞典』)

――しかし、三八億年もの太古から、連綿と「親」から「子」へ受け継がれてきた遺伝子……。それは「現在の私たちにつながっているのです。途中、一度でも途切れていたら、私たちの存在はありません。途切れないまでも、何処かでアクシデントがあれば、人間として誕生してくることはできなかったのです。すなわち、人間として生まれた……ということは、それだけですでにエリート中のエリートなのです」（村上博士　前著）。

●三〇億の『塩基』で書かれた情報

私たちは、「親」から「子」に受け継がれてきた……茫々脈々としたDNA情報……の連なりによって始原の生命と繋がっているのである。

「私たちの遺伝情報は、約三〇億の『塩基』という化学の文字で書き込まれていますが、それが一グラムの二〇〇〇億分の一という極微の空間に書き込まれているのです」（村上博士）

三八億年以上の太古の宇宙で、それを可能にしたのは、いったい何であろう？　イギリスの生物学者ルパート・シェルドレイクもこう述べている。

「人体の発生のプロセスに『眼に見えない力』がはたらいている……」

それはむろん人間ではない。その実在を、村上博士は〝サムシング・グレート〟（偉大なる何ものか）と呼ぶ。それは科学者である博士の表現方法であり、それは地球上のあらゆる宗教が崇めてきた〝神〟と呼ばれる実在そのものであろう。

まさに人智を超えた実在と偉業……造化の妙……とは、よくぞいったものだ。

●感動、感謝……で、よい遺伝子オンに

ただし「……残念なことに私どもの遺伝子のスイッチは、ほとんどがオフになっています。そ

れを、オンにすることができれば、人間はみんな自分の花を咲かせることができるのです」「眠っているよい遺伝子をオンにするために、大切なことの一つは、自分の命、自分の生きていることが、いかにすごいものであるかを知ること……」と村上博士は諭す。

つまりは……感動、感謝、奉仕……それは、仏教、キリスト教をはじめとする地球上のあらゆる宗教の〝神〟が説いた教えであることに、驚き感動する。

無神論者である科学者たちが、遺伝子の実在を知ったとき「ここに〝神〟が存在する」と叫んだ……という有名なエピソードがある。

ヒトは遺伝子の内在に気づいたとき、だれしも「私たちは、生きているのではない。生かされているのだ」——という敬虔な宗教的な境地にたっする。

ＤＮＡのはたらき、それこそが仏教でいう「自力」であり「他力」である……そう思える。

〝GOD HELPS THOSE WHO HELP THEMSELVES〟（神は自ら助く者を助く）——西洋にも同じ教えがあった。

ゆるりと——「生かされている」希望遺伝子オン！

●「感謝」でＮＫ細胞活性が全開に！

「あなたも生かされている……」

村上博士との共著者、阿部博幸博士も語りかける。

「……人類に多大な恩恵をもたらした近代医学も、ここにきて壁に突き当たっています。手術や投薬による医療事故や合併症の増加に加え、ガンやリウマチなどの難病の治療に手を焼いているのです」。「医師の立場から見ても、患者さんを診ずに、画像や血液データを見て診断したり、治療している傾向がいっそう深まっています」（前著）

阿部博士も、これら深い反省に加えて、近代医学では分かり得ない、患者を生かす〝不思議な力〟の存在を感じている。

「……ガンの患者さんを診ていると、ほかの病気の方とは、まったく異なる点に気づきます。それは、ガンという診断を受けたときから、人にやさしく感謝の気持ちで生きるようになることです。体内のある遺伝子がガンになり、人生のすべてが見えるようになるのでしょう。こんな患者さんに免疫療法の一つであるＮＫ（ナチュラル・キラー）細胞療法を行うと、治療開始から生命の針がマイナスからプラス側へと振れます。〝希望遺伝子〟がさらにオンになるのです。そして、信じられないほどの奇跡が生まれます。いわゆる自然治癒力が全開になるのです」

「……ＮＫ細胞は、免疫細胞の中では、ガン細胞を見つけたらとにかく攻撃を仕掛けるという単純な細胞ですが、その働きがなかなかすごい。笑いでこの細胞の活性が高まるというのは、非常に興味深い……」（前著）

●快活に、そしてゆるりと生きる

阿部博士は、統合医療の研究と実践で知られている。

これは患者にとって最良の医療を考察し提供することだ。それは近代医学だけではなく、漢方や食事療法などの伝統医学、さらには多様な代替療法などを取り込み、さらに患者さんの社会的な地位や人生観などを考慮して、最良の医療を模索し施すことなのだ。

「……もともと『個の医療』を目指しながら、個を超えた『超個の医療』を究極の目的とし……そこには、大自然、宇宙とも調和した生命の場があり、村上和雄先生の提唱する〝サムシング・グレート〟を身近に感じることができるのです」（阿部博士）

「生かされている体感！」博士の感得は、もはや医学者のそれでなく、宗教者の悟り体験にも通じるものだ。

「……誰もが、生きているそのことが素晴らしいのです。それに気づいたときに、体の奥からこみ上げてくる幸福感を味わうことができます。幸福の尺度があるとすれば、どれだけ心が満たされるかによります。また、幸福は生きている時間の長さでは計ることができないものです。必要な遺伝子を必要な時にオンにして、快活に、そしてゆるりと生きる。これが生き方の極意なのでしょう」

阿部博士の言うように、医学が新しい一歩を踏み出しつつある。これは、まちがいない。

それは「人間の本当の幸せは何か？」という当たり前で根源的な問いかけである。

「祈り」の実験――それには癒しエネルギーがあった

●神秘的だが正しいナイト・メディシン

「祈りには、まちがいなくエネルギーがある」と村上、阿部、両博士とも断言する。

「……医者は、患者さんを絶対に治したいと心の底から念じないといけません。これは、まさに理屈の世界ではないですね。念力です。オカルトみたいに聞こえるけど（笑）」（阿部博士）

彼は知り合いが狭心症発作で倒れたとき、冠状動脈を広げるバルーン療法（PTCA）が四〇分やっても冠動脈に入らない。万事休す……諦めかけたが、最後は一念に念ずるとパッと入った。まさに間一髪……。「技術の問題ではありません。気持ちが通じたとしか言いようがない」。

村上博士も、アメリカ留学中に、アメリカの医師たちが病院内の教会で祈っているのをよく見かけたという。博士は講演で、「これらをナイト・メディシンと呼びます」と興味深い表現をされていた。つまり、因果関係やメカニズムは立証されていないが、まちがいなく効用がある……という医療。その神秘性を表現したものだろう。

●「祈りの実験」で心臓病が改善

村上博士のあげた例は興味深い。それは〝祈り〟の治療効果の研究である。

アメリカの病院で実際に行われたもので、被験者は三九三人もの心臓病の患者さんたち。かれらをその快癒を「祈られた」患者さんグループと、「祈られなかった」グループに分けて、その後の経過を観察したのだ。その結果、明らかに「祈られた」グループは人工呼吸器や抗生物質、透析などの治療を受ける率が少なくなっていた。

「……祈りには治療効果があるのです。しかも、この病院は西海岸にあるのですが、遠く離れた東海岸からの祈りも、病院の近くで祈られたグループと同じような効果があった……というのが面白い」「ニューヨークからロサンゼルスへ向けて念じるような遠い距離の祈りですよ」（村上博士）

近代医学を盲信する学者たちからは冷笑嘲笑が沸きそうだが、博士は「この実験方法には批判もありますが、私は、こうした結果はあっていいと思っています」と淡々としたもの……。

●それは一種の「遠隔気功」か？

「これは遠隔気功だ！」私はすぐに思った。たとえば佐賀市でガンの代替療法を実践する矢山クリニック院長の矢山利彦医師は、気功の達人としても知られる。

彼は遠隔気功も行う。それは「距離にはまったく関係ない」という。「相手の名前や写真などがあると、気功エネルギーのフォーカス（ピント）が合いやすい」という。

遠隔気功は、医学的な実証試験も行われており、不思議なことに、「気」を送ったその時間に、遠く離れた被験者の血圧などの生理変化が、まぎれもなく観察されているのだ。

気功によるエネルギーの送信・受信の現象は、さまざまな実験で立証されており、それは疑う余地はない。常人の祈りも、気功師による送「気」も、ていどの差はあれ「治したい」という念を送っていることに、ちがいはない。

阿部博士も同じ体験を語る。

「……クリーブランドに留学していた頃、心筋梗塞の患者さんを、同じように『祈られる』グループと『祈られない』グループに分けた研究を行っている、という話を聞きました。『祈られた』人は、早く退院していくんですね。まだ論文にはなっていませんでしたが、私には大変衝撃でした」「祈られている人は、誰に祈られているのか、誰が祈られているのか、誰かが祈っていることすら、知らされていません。それでも、効果らしきものが認められた」「でも、念じることや祈りの効果は、面白いことに、雑念があったら出ないんですね。この人を助けて自分かお金を儲けようとか、そういう不純な気持ちがあるとダメですね」（前著）

「それは言えるなあ」と私も苦笑まじりでうなづく。超能力の再現テストが難しいのは、一瞬の心の迷いが、それを打ち消してしまうからだろう。

〝あの人〟をふと懐かしく思い出す

また「祈り」に癒しの力があるなら、また逆もありうる。

つまり「呪い」で邪気を相手に送る……なんてこともありうるわけだ。丑《うし》の刻《とき》参り……なんてのがそれ。藁人形に五寸釘。想像しただけで怖い。呪われたほうはたまらない。しかし、昔から曰く。「人を呪わば穴二つ」。その悪意のストレスは自分にも跳ね返って来て、悪い遺伝子がオンになり、無残な最期を閉じる……という戒めだ。

昨今は、背筋の凍るような凄惨無残な事件があまりに多い。ニュースを見るたびに心が暗くなる。それも、互いの無事を思いやる日本人の心が稀薄になってきたからではないか。そういえば、昔は血縁、地縁……きさくに人情があったように思う。自らの反省もこめて「人情が薄くなったなあ」と嘆息する。陰ながらの祈り、思いやりが薄くなった日本人には、肉親、親戚、知人、友人の顔を思い浮かべて、無事平安を祈るひとときが、必要なのかもしれない。それはかならずや、微かといえども相手に通じているかもしれない。

「古い友人のことを考え、アイツどうしているかな……」と思っていたら電話のベルがなった……なんてことは、誰にも経験があるはず。

●「譲る心」を持った人が生き残る

村上博士による面白い話――。

「……最新のコンピュータに『どんな人間が最後に生き残るか？』を推測させたところ『譲る心を持った人』という回答が出てきた……。これは、他人のためを第一に考える人が結局は報われるということだと思います。このことは遺伝子の働きからもわかることです。他人のために献身的に努力しているときに、よい遺伝子はオンになるのです」。そしてこうアドバイスする。

「成功したかったら、人の成功を望む。心が充実したかったら、他人の心を充実させてあげることです」

面白いことに村上博士も、ダーウィンの進化論を否定しておられる。

「……すべての生物は、お互い助け合いながら進化してきたという考え方に変わってきました。単純な細胞が、もう一段上の細胞に進化するとき、それまで存在していた細胞やその一部が、争うのではなく合体して新しい細胞を形成したのです。細胞同士が協調して働くことで、新しい働きをする細胞が誕生するんですね。決して強い細胞が弱い細胞をやっつけて進化してきたわけではありません」

●自分だけの花を咲かせるために

これを博士は「共生的進化論」と呼ぶ。コンピュータの結論も「時代が競争から共生に動いていることを示唆してくれた結果」という。

最後に村上博士が唱えた〝サムシング・グレート〟について――。

「……その全貌は単なる理性だけでは、とてもつかめるものではありません。宇宙を造り、人間を造ったものだという、漠然とした言い方しかできません。それが科学の限界でしょう。でも、僕たちの命のもとです。親の、親の、親の、親の……もっとも原点の親です。大もとの親ですから、〝サムシング・グレート〟は、子どもが幸せになるよう設計図を書いてくれているはずです。その設計図は、一人ひとり違っている。それぞれの人がその人の幸せを手にいれられるように造られています」「残念ながら、そのスイッチがオフになっているから、なかなか幸せになれない」。

「私たちは、自分だけの花を咲かせる、幸せを探すために産まれてきたのです」

第７章　遺伝子オン、糖尿病も治る……！

「笑いの実験」に世界もビックリ――改善遺伝子スイッチ・オン

●遺伝子のオン／オフで血糖値を調整

遺伝子は、血糖値コントロールに大きなはたらきをしている。

村上博士は、そこに着目した。つまり、血糖値変化を見れば、それは遺伝子変化を観察することになる。血糖値が上がる――とは、血液中のブドウ糖（グルコース）濃度が高まることだ。

たとえば、ごはんを食べるとデンプンが消化酵素で分解されブドウ糖になる。それが消化管から吸収されるため血液中の血糖値が上がるのだ。すると、体内の血糖のもとであるブドウ糖合成を行う遺伝子スイッチがオフになる。一方でブドウ糖を消費する遺伝子がオンに……。つまり体外から大量にブドウ糖が入ってきたので、体内生産を止め、体内消費を高め、血中濃度を一定に保とうとするのだ。生体の均衡バランス（ホメオスタシス）を保とうとする見事な連係プレーである。

ぎゃくに血糖値が下がってくるとどうなるだろう？　これら遺伝子のオンとオフが反対になる。

●食後の「退屈講義」VS「お笑い漫才」

「糖尿病は、グルコース（ブドウ糖）合成の遺伝子がオフにならないか、消費する遺伝子がオンにならないため、血糖値が異常に高くなる」病気なのだ。

ところが村上博士らの「笑い」の実験で、血糖値の上昇が抑えられた。

つまり、「笑い」によってここでのオン／オフの異常が〝修正〟されたのである。

――実験は、次のように行われた。

被験者は二一人の糖尿病患者さん（Ⅱ型）。まず、昼食を摂ったあと二時間後に血糖値を測定。ただし、一日目は、面白い仕掛けをしている。この血糖値測定の前に「五〇分間、患者さんたちには、大学の先生の講義を聞いていただきました。内容は糖尿病の仕組みについて。この講義が面白くもなくエキサイティングでもない。これが実験にはちょうどいい」と村上博士は笑う。

「つまらない」講義――これも実験の一環だったのだ。

二日目――。「どうも、ドーモォ！」と元気な笑顔で舞台に登場したのが人気漫才コンビ〝B&B〟。「……子どものころ養のうてもろた婆ちゃんに『ハラァ減った』言うたら『気のせいや』（爆笑）。夜中に目がさめて『婆ちゃん、やっぱハラ減った』『そら夢や』」（大爆笑）……。

こうして、二一人の患者さんたちには、腹の底から笑ってもらった。

一日目は、つまらない講義。二日目は、大笑いの漫才。

村上博士らのねらいは、その違いを測定することにあった。

●「笑い」はインスリン注射に勝る

一日目、二日目と、それぞれ①「空腹時」血糖値と②「食後」血糖値の差を測定してみたのだ。初日は大学講義という退屈ストレス、二日目はお笑い漫才という解放ストレス。そのちがいは――

――？

(A) 大学講義（退屈ストレス）：空腹時にくらべて食後の血糖値は平均一二三mg（一〇〇mg中）も上昇。（以下同）

(B) お笑い漫才（解放ストレス）：空腹時より食後の血糖値は平均七七mgしか上がらなかった。その差はなんと四六mg（**図7−1**）。

つまり、退屈な講義（A）は、お笑い漫才（B）よりグンと血糖値を上昇させるのだ。逆にいえば、漫才は講義より四割近くも血糖値上昇を抑えてくれる。つまり、「笑い」は最高の血糖値「抑制剤」であることが、実証された。

■漫才の爆笑は食後の血糖値上昇を４割近くも抑えた……！

図７−１　漫才鑑賞で笑ったことにより血糖値の上昇が抑制された実験結果

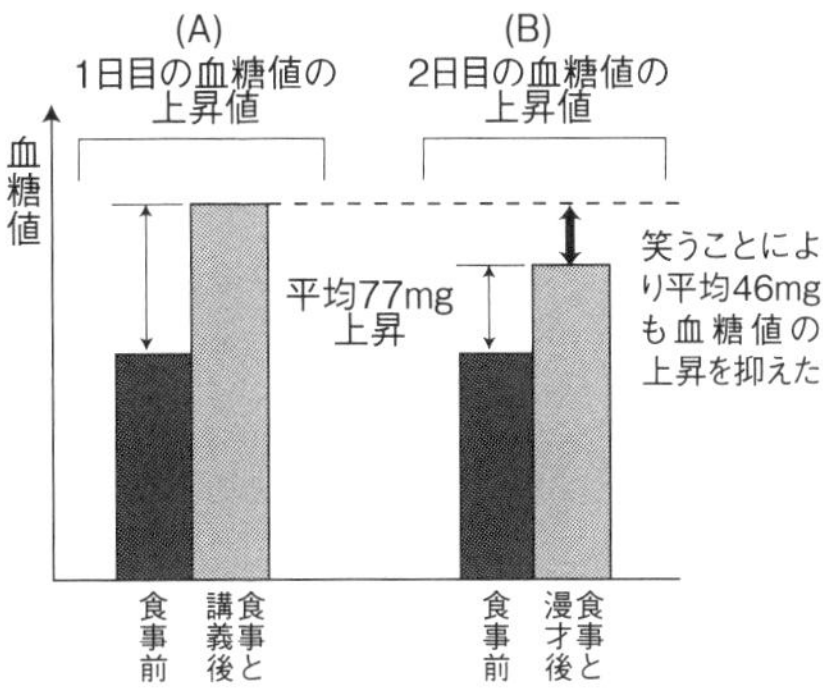

出典：『笑う！遺伝子』（前出）

これまで、糖尿病患者の血糖値上昇を抑え

るには、インスリン注射か、食事制限をするか、あるいは運動をするしか手段はなかった。それが大笑いしただけで大幅に抑えられたのだ。まさにノーベル賞ものの発見といえる。

医者からもらった「血糖降下剤」を律義に、毎日のんでいるあなた。インスリン注射を欠かせないあなた。漫才や落語など「お笑い」ビデオを毎日観たほうが、はるかに健康的、合理的、経済的ですよ！

「血糖降下剤」は、合成化学薬物の〝毒〟による生体反応でむりやり血糖値を下げようとするもの。当然、その主作用以外に、恐ろしい副作用がテンコ盛りだ。「笑い」は全然ちがう。「笑う」ことで自然治癒力を発動させる遺伝子がオンになって、生体バランス（血糖値）が正常化する。

その治療メカニズムは、まったく似て非なるもの。月とスッポン。雲と泥……。

「……空腹時の血糖値が約一三〇だと、講義を聞くだけで二五〇まで上がってしまう。健康な人なら、いくら食後でもせいぜい一六〇までです。血糖値の高い人が、私のような大学の教授の話を聞くのは命がけ……」と村上博士は笑う。しかしまあ、この実験自体が、なかなか「笑い」のセンスに満ちている。この実験結果の発表の後、村上博士のもとに、こんな問い合わせがあったという。

「〝B&B〟という糖尿病によく効くおクスリは、どこで売っているのですか？」

●〝ハッピー・ニュース〟は世界を巡った

むろんこの実験の（A）（B）とも、被験者、食事内容等条件はすべて同じ。

ちがうのは食後に講義を聞いたか、漫才を聞いたかのちがいだけ。

「面白い結果です。ストレスというのは本当に恐ろしい」「講義を漫才にするだけで血糖値の上昇が四六ポイントも抑えられた」

村上博士は「これは面白い」と、アメリカの糖尿病学会誌『ダイアビーテス・ケア』に論文を出した。すると反響はまたたくまに広がった。

なにしろ、「お笑いで糖尿病が治る！」そんなユーモラスな研究は前代未聞だったからだ。世界的な通信社、ロイター通信が〝ハッピー・メディカル・ニュース〟として全世界に配信。〝笑いで病気を治す〟ドクター・ムラカミの名は、一気に世界中に広まった。

博士はニッコリ笑顔で「これからは、薬のかわりにお笑いビデオを出す……そんな医療が始まるかもしれませんネ」。

■世界初の快挙！「笑い」が23遺伝子を変化させることを立証した論文

図7−2

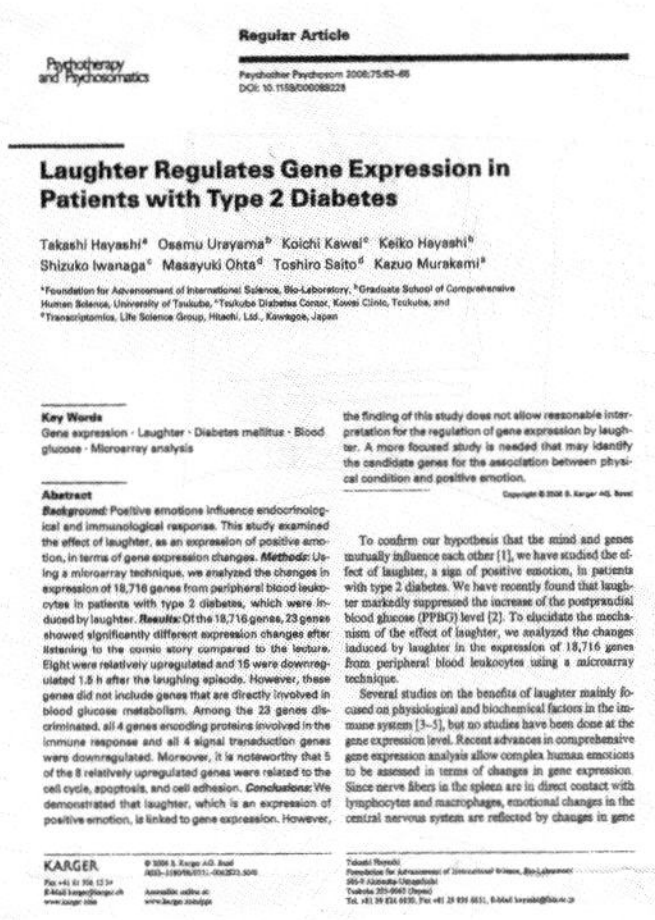

Regular Article

Psychotherapy and Psychosomatics

Psychother Psychosom 2006;75:62–65
DOI: 10.1159/000089228

Laughter Regulates Gene Expression in Patients with Type 2 Diabetes

Takashi Hayashi[a] Osamu Urayama[b] Koichi Kawai[c] Keiko Hayashi[b] Shizuko Iwanaga[c] Masayuki Ohta[d] Toshiro Saito[d] Kazuo Murakami[a]

[a]Foundation for Advancement of International Science, Bio-Laboratory, [b]Graduate School of Comprehensive Human Science, University of Tsukuba, [c]Tsukuba Diabetes Center, Kawai Clinic, Tsukuba, and [d]Transcriptomics, Life Science Group, Hitachi, Ltd., Kawagoe, Japan

Key Words
Gene expression · Laughter · Diabetes mellitus · Blood glucose · Microarray analysis

Abstract
Background: Positive emotions influence endocrinological and immunological response. This study examined the effect of laughter, as an expression of positive emotion, in terms of gene expression changes. *Methods:* Using a microarray technique, we analyzed the changes in expression of 18,716 genes from peripheral blood leukocytes in patients with type 2 diabetes, which were induced by laughter. *Results:* Of the 18,716 genes, 23 genes showed significantly different expression changes after listening to the comic story compared to the lecture. Eight were relatively upregulated and 15 were downregulated 1.5 h after the laughing episode. However, these genes did not include genes that are directly involved in blood glucose metabolism. Among the 23 genes discriminated, all 4 genes encoding proteins involved in the immune response and all 4 signal transduction genes were downregulated. Moreover, it is noteworthy that 5 of the 8 relatively upregulated genes were related to the cell cycle, apoptosis, and cell adhesion. *Conclusions:* We demonstrated that laughter, which is an expression of positive emotion, is linked to gene expression. However, the finding of this study does not allow reasonable interpretation for the regulation of gene expression by laughter. A more focused study is needed that may identify the candidate genes for the association between physical condition and positive emotion.

Copyright © 2006 S. Karger AG, Basel

To confirm our hypothesis that the mind and genes mutually influence each other [1], we have studied the effect of laughter, a sign of positive emotion, in patients with type 2 diabetes. We have recently found that laughter markedly suppressed the increase of the postprandial blood glucose (PPBG) level [2]. To elucidate the mechanism of the effect of laughter, we analyzed the changes induced by laughter in the expression of 18,716 genes from peripheral blood leukocytes using a microarray technique.

Several studies on the benefits of laughter mainly focused on physiological and biochemical factors in the immune system [3–5], but no studies have been done at the gene expression level. Recent advances in comprehensive gene expression analysis allow complex human emotions to be assessed in terms of changes in gene expression. Since nerve fibers in the spleen are in direct contact with lymphocytes and macrophages, emotional changes in the central nervous system are reflected by changes in gene

KARGER

© 2006 S. Karger AG, Basel

出典：『Psychotherapy and Psychosomatics』（2006年、No.75）より

これに応じて阿部博士。「医学部のカリキュラムに、漫才や落語が入ってくるかもしれませんね。これは痛快……」と笑顔。

阿部博士によれば治療現場でも「深刻になっている人」より「明るく陽気な人」のほうが経過がいい。NK細胞を活性化させる療法でも、

ガンが縮小していくのはほとんどが「明るい人」。つまり、これらの患者さんはガンであることを受け入れて、クヨクヨせず、前向きでほがらか。「体力もあって、血液データもすごくいいのに、ガンと診断されたことで、すっかり落ち込んでしまって、悲観的なことばかり考え込む」。そんな人はいい治療にもいい反応がでてこない、という。「たぶん、治ろうという遺伝子がオンにならないいんでしょうね」（村上博士）。

世界もビックリ――「笑いが遺伝子を変えた！」その衝撃

●「糖尿病患者の遺伝子変化」（国際論文）

村上先生にお願いして、「笑いと遺伝子」に関する英文の論文を送っていただいた（図7-2）。タイトルは「『笑い』が糖尿病（Ⅱ型）患者の遺伝子作用の発現を規定」。掲載誌は『Psychotherapy and Psychosomatics』（二〇〇六年、№75）。

共同研究グループは村上博士他七人。その中には、やはり「笑い」の研究者で知られる筑波大、林啓子准教授の名前も。㈱日立のライフ・サイエンス・グループなどからも研究者が参加している。様々な分野の知性が結集して「笑い」を科学的に究明しようとしていることが伺える。

●二三個の遺伝子が「笑い」で変化した

「概要」には、こう記されている。

■背景：積極的な情緒は内分泌系および免疫系の反応に影響をあたえる。この研究は、積極的情緒の現れである「笑い」の影響を遺伝子発現の変化に関して検証するものである。

■方法：マイクロ・アレイ（極微配列）技法を用いる。われわれは一万八七一六個の遺伝子作用の発現変化を分析した。これら遺伝子は糖尿病（Ⅱ型）患者の抹消血中の白血球から採取した。これらは笑いによって増加がみられた。

■結果：「講義」と「漫才」を聴いた後を比較すると一万八七一六種の遺伝子のうち二三種の遺伝子発現に重大かつ異なる変化が現れた。

「漫才」を聴いて一時間半後……八つの遺伝子発現は増加、一五遺伝子は低下した。それらは赤と緑の階層区分で示された。これらに血糖（グルコース）代謝に直接関わる遺伝子は含まれない。特異な二三遺伝子のうち一八種の機能は解明されており、残り五種は不明。一八種のうち四つの遺伝子は全て免疫反応のタンパク質生成を規定する。他の四遺伝子は信号交換タイプ。細胞サイクル（三種）、免疫反応に関わるタンパク質合成（三種）、代謝機能（二種）、細胞死（一種）、細胞粘性（一種）……。

■結論：われわれは積極的情緒の一つである「笑い」が、遺伝子発現に結び付いていることを実証した。しかしながら、この研究の知見は、「笑い」が遺伝子作用の発現をどのように規定するのか論理的解釈をもたらすものではない。身体的状況と積極的情緒との間の関連性を規定すると見られる遺伝子の特定には、さらなる集中的研究が必要とされる。

●八個は強く（赤）、一五個は弱く（緑）変化

――以上を要約する。つまり、糖尿病患者が漫才など聞いてゲラゲラ笑うと、一時間後に、二三個の遺伝子の変化が確認された。八個は強く、一五個は弱く変化した。いずれも血糖値には無関係で、四個は免疫反応を規定し、プラス変化した八個のうち五つは細胞サイクル、細胞死などに関わる遺伝子であった。

口絵写真②が、これら変化を示した二三個の遺伝子の発現作用レベルを比較したもの。赤い方が発現率は大きくなっている（緑色は変化が少ない）。

この階層的色分けで「笑い」と「講義」の差は歴然である。遺伝子への影響は「笑い」が左下方の八遺伝子を強く変化させているのとは対照的に、「講義」では右上の一五遺伝子が強くプラス方向で変化させている。

つまり「笑い」（積極的情緒）には八遺伝子が反応し、「退屈」（否定的情緒）には、他の一五遺伝子が反応することで立証された。

●精神―遺伝子―身体は影響し合う

「精神と遺伝子は互いに影響しあっている」――この仮説を裏付けることが、この実験の目的。すでに村上博士、林啓子准教授らは、「笑い」が血糖値を約四割も下げることを証明している。いくつかの研究で「笑い」が生理的あるいは生化学的に免疫システムに良い効果をもたらすことは実証されている。しかし、遺伝子レベルでの影響研究は世界初。

「最近の遺伝子発現の分析技術の進歩により、複雑な人間感情と遺伝子発現との関連性が査定されるようになってきた。イライラしたとき、神経繊維はダイレクトにリンパ球やマクロファージ（貪食細胞）などに直結しているため、中枢神経系（脳）の感情変化は、抹消血中の白血球の遺伝子発現の変化にも影響されうるのである」（村上、英文論文）

「笑い」で変化した遺伝子で、直接、血糖値代謝に関連する遺伝子はゼロである。よって、笑うことによって、まったく新しい別の血糖値抑制メカニズムが働いていることは、まちがいないのだ。

糖尿病実験——爆笑が遺伝子をオンにした！

●世界初の実験と漫才コンビB&B

糖尿病の教科書には「ストレスが加わると血糖値が上がる」と書いてある。「イライラするとか、苦しいとかイジメとか、そういう『悪いストレス』があったら、血糖値が上がるということです。ここで私はピン！　ときました。それならば、『良いストレス』すなわち『善玉ストレス』を加えると、逆に血糖値が下がるのではないか、と考えたのです」と村上博士。血糖値が下がることは、糖尿病の症状が改善することだ。「……ストレスといったら、みんな悪いストレスしか考えないと思いますが、悪いものだけではありません。悪玉があれば、善玉もあるはずです」（村上博士『笑う！遺伝子』前出）。

そのとき、たまたま博士は「笑いの総合商社」吉本興業の林裕章社長と出会う。「……善玉ストレスのことを調べるために、『笑い』から入ろう！」。

「笑いと遺伝子」の第一回実験は二〇〇三年一月一一日。つくば市周辺に住む一九人の糖尿病患者さんたちがボランティアで参加してくれた。全員中高年で平均年齢六二歳。さらに、できるだけ同じタイプの糖尿病患者たち。一日目は、食事の後、退屈な講義。そして採血、血糖値測定。二日目はガラリと変わり食後、一〇〇〇人の観客で超満員となった大ホールで、B&Bの漫才。始まる直前、舞台袖で村上博士は二人に耳打ち。「この実験、ひょっとしたら歴史に残りますよ」。これには洋七、洋八の二人も燃えた。テンポのよいかけあいに会場は爆笑また、大爆笑……。一九人の患者さんたちも腹の皮がよじれるほど笑った。

●「笑い」で遺伝子オン／オフに変化

このとき、じつはもう一つの実験が並行して行われていた。それが「笑いと遺伝子」の研究。つくば大学の学生たちを被験者に、「笑い」と遺伝子の変化を測定していた。すると「笑い」が血糖値に与えた影響と同じく、「笑い」は遺伝子にも影響することがわかったのだ。実験でターゲットにしていた遺伝子を観察すると、「大いに笑った」学生さんの遺伝子は一〇個がオンになり、五個がオフになっていたのだ。

「……この実験結果から『笑いと遺伝子』についての仮説を立てることができました。笑うと遺伝子がオンになり、その結果、糖尿病患者の治療に効く……可能性が出てきた」

村上博士の心に、希望の灯が点った。「ひょっとしたら医療を変える先駆けになるかもしれない」。なぜなら「笑い、喜び、感動などの良いストレスによって、遺伝子の働きが変わる。しかも、糖尿病の治療に貢献するかもしれない……」。

博士の思いは患者の側に立った切望でもある。

「いまの治療は、患者さんにとって快くないものです。手術は、できれば誰もしたくないでしょう。薬だって、できれば飲みたくないものです。なかには薬が好きな人もいるかもしれませんが、薬は飲み過ぎると副作用があります。できれば飲まないようにしたいし、飲む量もなるべく減らしたほうがいい。ところが笑いには副作用はありません」「私たちの実験は、医療の革命につながる『世紀の発見』になるかもしれない。楽しい治療が始まる先駆けにしたい……」（前著）

遺伝子オン／オフ──「ＤＮＡチップ」オンで色変化

●塩基が結合すると「色」が変わる

遺伝子変化は「ＤＮＡチップ」で測定する。

このチップは数cm四方のガラス基板の上に多数の遺伝子（塩基配列）を貼り付けたもの。遺伝子ＤＮＡは二重ラセン構造となっていることは、よく知られている。ハシゴがねじれた状態を想像してほしい（**図7-3**）。この長いハシゴ棒の一方には各々〝踏み板〟に相当する塩基がくっついている。塩基には四種類の型があり、それぞれ結合できる相手が決まっている。相手が異なると結合できない。ＤＮＡチップは、この性質を利用して遺伝子の働きを調べる。ＤＮＡチップは遺伝子が働いて、相手と結合できると「色が変わる」性質があるので、実験前後のＤＮＡチップを比較して、どの部分の色が変わったかを観察すれば、変化した遺伝子を特定できるわけだ。チップは米国製。一人の遺伝子変化を調べるのに一〇万円もかかる。数十人の遺伝子変化を測定するには一〇〇万単位のお金が飛んでいく計算だ。

図７－３

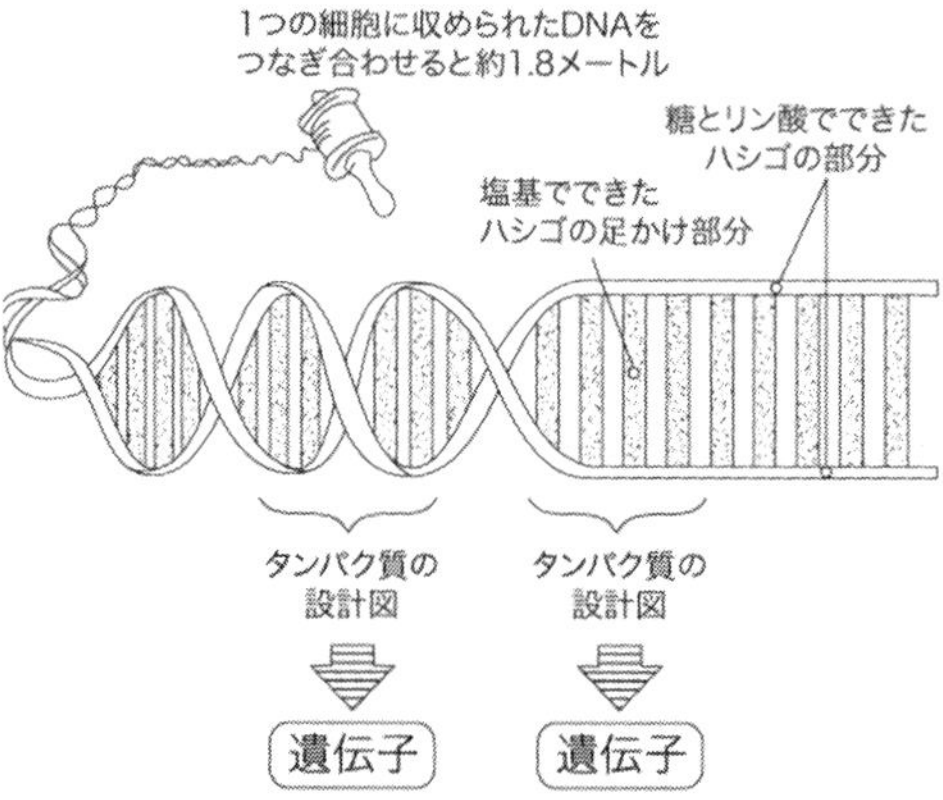

出典：『笑う！遺伝子』（前出）

●〝自律的〟〝他律的〟にオン／オフ

さて、遺伝子オン／オフとはつぎのような状態だ。人間の遺伝子も「働いている＝スイッチ・オン」と「働いていない＝スイッチ・オフ」という二種類がある。ところが電気のスイッチとちがって「オンかオフか、どちらか」という白黒はっきりしたものではなくて「三割がオンで、七割がオフ」といった強弱がある。

では、遺伝子が働いてスイッチ・オンになるには、どんな〝きっかけ〟が必要なのだろう？ それは「人間の思いや行動とは関係なく〝自律的〟に行われる場合と、外部の刺激や環境の変化など〝他律的〟に行われる場合があります」（村上博士）。

たとえば心臓は、私たちの意思と関係なく、鼓動を刻んでいる。それは心筋細胞の遺伝子が〝自律的〟にオンの状態を保っているからだ。クルマに轢かれそうになるとドキドキが止まらなくなる。これは外部刺激により心筋細胞の遺伝子が〝他律的〟にオン状態になったからだ。筋肉トレーニングをやると肩や腕の筋肉が盛り上がってくるのも、それまで休んでいた遺伝子が、筋トレの外部刺激で〝他律的〟にオンとなり筋細胞増殖が活性化したのだ。

「眠っている良い遺伝子をオンにして、起きている悪い遺伝子をオフにできれば、私たちの新たな可能性が広がると期待できます」（村上博士）

●①物理②化学③精神の三要因でオン／オフ

遺伝子オン（オフ）のきっかけとなるのは①物理的要因、②化学的要因、③精神的要因――の三つがある。

①物理的要因：たとえば飢餓状態。水分や栄養分が絶たれた過酷な状態では、細胞は生き延びようとして、それまで眠っていた遺伝子を目覚めさせ、驚くほどの生命の変化をもたらすことがある。断食などで全身細胞が活性化するのも、この遺伝子オンの作用だろう。

②化学的要因：ダイオキシンやＰＣＢなど汚染化学物質が、その典型だろう。人体にはこれらをキャッチしてしまう受容体（レセプター）があり、特定化学物質と結合すると身体に悪い方向で遺伝子がオンとなる。いわゆる環境ホルモンによる内分泌撹乱作用である。また、化学物質はミクロレベルで遺伝子構造をダイレクトに攻撃し、二重ラセン構造を切断したり、間にはまり込

んだり、二重ラセンに勝手に結合して橋（ブリッジ）を造ったりする。これは遺伝子損傷と呼ばれ、遺伝子情報を狂った方向でオンにしてしまい、発ガンや催奇形などのひきがねとなるのだ。

③精神的要因：ショック、興奮や感動、愛情や憎しみ、喜びや悲しみ、笑いや妬み、信条、思想……なども遺伝子スイッチをオンにする要因と村上博士はいう。

「恋愛感情が、遺伝子のスイッチをオンにする『環境変化』にあたることは、あなたも体験的に知っているかもしれません。好きな人の前では心臓がばくばくするというのも、遺伝子のスイッチが入ったせいでしょう」（前著）

●〝恋愛中〟実験で興奮度四割アップ

イタリア、ピサ大学で行われた〝ただいま恋愛中〟という実験はおもしろい。

精神医学研究所の研究者たちは、「いま恋愛中」という学生二〇人を集め、セロトニンという神経ホルモンを測定してみた。セロトニンは〝理性のホルモン〟〝心のブレーキ〟と呼ばれる神経物質。血中濃度が低くなると興奮状態となる。

このセロトニンは水に溶けにくいため、体内にいきわたるためには「運び屋」タンパク質と結び付いて血中を流れる必要がある。だから、この特殊なタンパク質を測定すれば、体内を流れるセロトニン量もわかることになる。

さて、この実験では二〇名の学生たちに、一日のうち最低でも四時間、大好きな恋人のことを思い続けてもらった。その結果――。学生たちの血中の「運び屋」タンパク質は四〇％も減少していた！　その結果、運ばれるセロトニンも四〇％減ったといえる。つまり恋人を思い続けて興奮度は四〇％もアップ。こうして〝心のブレーキ〟は緩み、恋愛中の彼らはハイで甘い興奮状態にあったことがわかる。なんともイタリアらしいセクシーで、エロティックで、素敵な実験ではある。

まず遺伝子とは？――〝サムシング・グレート（神）〟の叡智

●絶対的実在に創造された〝設計図〟

遺伝子を創造した存在〝サムシング・グレート〟は、世界中のあらゆる宗教が〝神〟と呼ぶ、絶対的実在。つまり、人智を遥かに超えた大宇宙の叡智……である。

遺伝子DNAは「生命の設計図」だ。それも、約三八億年もの超太古にいったい、だれが……!?　その偉大な何者かを、有史以前から人類は〝神〟として崇めてきたのだ。科学的な視点からいえば、DNAこそ〝神の現われ〟と言ってよい。

遺伝子は動物も植物も基本は同じ……。へェー！　とびっくりするかたも多いだろう。動物も植物もミクロ細胞の集合体である。人間は体重一kgあたり約一兆個の細胞でできている。私は七〇kgであるから七〇兆の細胞で生かされている。細胞には動物も植物も「核」がある（図7-4）。

まったく異なる生物のように思える動物の細胞（図7-4左側）も、植物の細胞（同右側）もおどろくほど似ている。太古の昔、動物も植物も同じ単細胞の原種から発生し、分化し、独自に発

図7－4

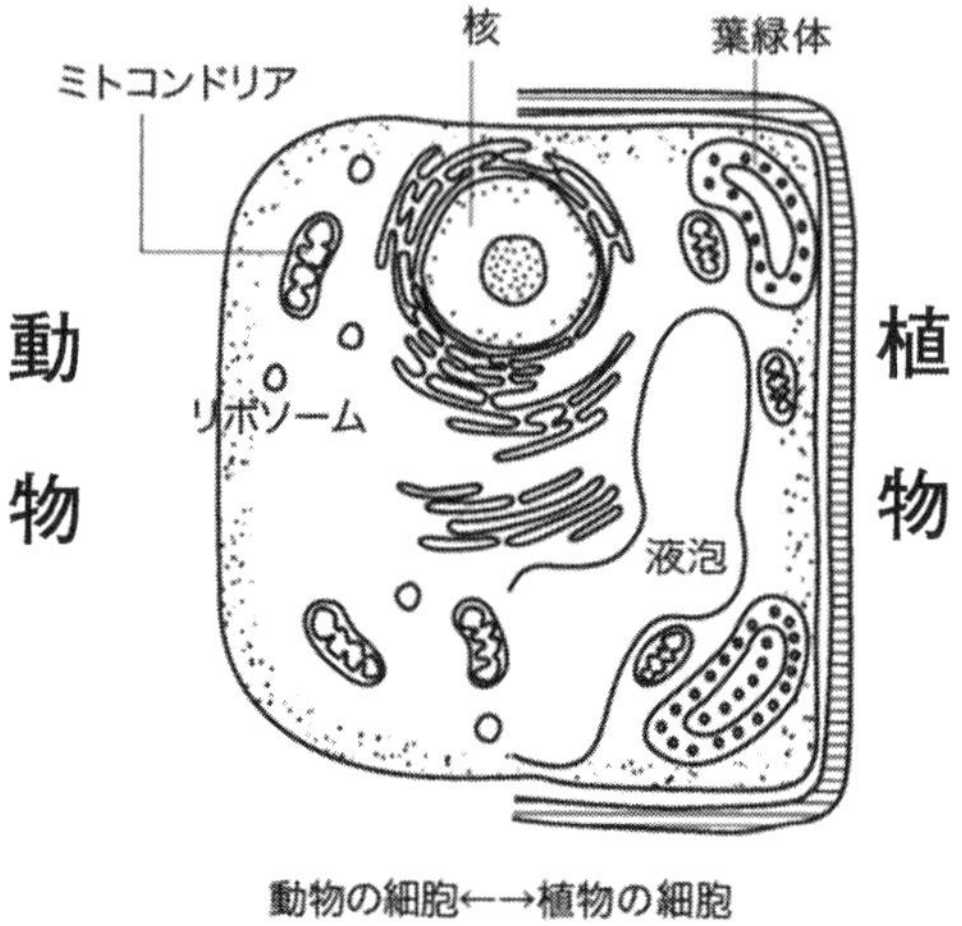

出典：『笑う！遺伝子』（前出）

展していったのではないだろうか。

私たちの人間としての遺伝子の「設計図」（DNA）は、最初は受精卵というたった一個の細胞から始まるのだ。それを代々……果てしなくさかのぼると、三八億年前の最初の〝奇跡の〟遺伝子に到達する。その誕生は、人類にとって永遠に謎だろう。まさに、神のみぞ知る……である。

●二三染色体一セットで「一ゲノム」

その〝設計図〟の存在を人類は二〇世紀後半に、ようやく知るのだ。二〇世紀最大の発見といわれるゆえんだ。その姿は、次のようなものだ。

「細胞核」の中には染色体がある。これは遺伝子が束になった〝塊《かたまり》〟で、ヒトは男女共通の二二種類の「常染色体」と男女の性差を決定する二種類の「性染色体」がある。この二三種の染色体一セットで「一ゲノム」と呼ぶ。よく聞く「ヒトゲノム」とは、このことだ。驚くべきことだが、私の七〇兆個もの細胞一つひとつに、例外なく、この二セットずつの染色体が、きっちり収まっているのだ。

なぜ二セットずつかというと、父、母から各々DNA「ヒトゲノム」を一セットずつ受け継いだからだ。よって染色体四六本は対になっている（女性はX染色体が二本）。遺伝子とは、別の言い方をすれば「タンパク質の設計図」だ。遺伝子の二重らせん構造の〝踏み板〟は四種類の塩基の組み合わせで構成された順列で、デジタル的に遺伝子情報（タンパク質設計図）は〝記録〟されている。

●全人類の総DNA量は米粒より小さい……

「私たちは、遺伝子の暗号にしたがってタンパク質を合成し、日々の生活を営んでいることになります。心臓が休みなく動くことや、病気になったら免疫機能が働いて体力が快復するのも、豚肉を食べても豚にならずに栄養になるのも、すべて遺伝子のおかげです」（村上博士『笑う！遺伝子』前出）

遺伝子DNAの大きさは、四六本（二三種類）の染色体に収められたヒトゲノムの二重らせん構造をつなぎ合わせると約一・八mにもなる。平均六〇兆個もある人体細胞に含まれる全ての遺伝子をつなぐと地球の回りを三〇〇万周する長さと聞いて、めまいがする。人間の細胞一個の「核」に収められているゲノムの重さは、一gの二〇〇〇億分の一という。「その大きさは全人類のゲノムを集めても、米粒一粒より小さい……」（村上博士）。その超々極微の実在は、想像すらできない。

●四塩基の組み合わせデジタル情報

この遺伝情報は四種類の塩基A：アデニン、T：チミン、C：シトシン、G：グアニンの組み合わせで決まる。これらは〝ハシゴ棒〟の片方にくっついており、それぞれ結合できる相手は決まっている（図6-1、141ページ参照）。

たとえばAはTと、CはGとしか結合できない。

細胞が分裂して二個になるとき、DNAゲノムも二本にならないと困る。そこで、まずDNA二重ラセンは二つに分かれ、各々の部品（ヌクレオチド）になり、つぎに各々に結合する相手と合体すれば、まるでファスナーが閉じるように、アラ不思議、同じDNAの塩基配列が二本完成するのだ。これが、まったく同じDNAが複製（コピー）され、再生産されるメカニズムだ。

このヒトゲノムについて、二〇〇三年四月に「解読完了」が宣言された。膨大な塩基配列を、すべて〝解読〟した科学者たちの執念も凄い。しかし、これは「塩基」の「並び方がわかった」……というだけ。各々の遺伝子の〝暗号〟つまり〝働き〟がわかったのではない。

「DNAチップ」――スイッチ・オンで「緑」から「赤」に

●DNAに刻まれた三〇億個の文字列

現時点では、DNAに書かれている三〇億もの文字列……のうち「タンパク質をつくる指令を出している」部分だけを「遺伝子」と呼んでいるにすぎない。それ以外の、よくわからない文字列は「ジャンク（くず）」と呼んでいるそうだ。遺伝子の解明も、まだまだ荒っぽいレベルなのだ。村上博士は、この未解明の部分に注目する必要を強調している。〝わからない〟部分をガラクタ呼ばわりして無視しては、科学とはいえないだろう。じっさいにスイッチ・オンで指令を出している遺伝子は、DNA全体の三％ていどという。それ以外は、働いていない。

「だからこそ、人間には、すばらしい可能性があるのです。何かの拍子で、それまで眠っていた遺伝子がムクムクと起き出したら、これまでできなかったすごいことができるようになるのかもしれません」（村上博士、前著）

●「核」内から外に情報を伝えるmRNA

さて、遺伝子DNAは、生命情報源データベース。よって細胞「核」の中で大切に守られている。しかし、タンパク質合成などが行われるのは「核」の外である。

よって「核」内から「核」外に、遺伝情報を伝達するものが必要だ。それがRNA（リボ核酸）である。これは二重ではなく一重らせん構造。まずDNA二重ラセンが、ジッパーが開くように開き、その一方にRNAが入り込んで、「塩基配列」を写し取る。こうしてDNA情報を転写したものをmRNA（メッセンジャーRNA）と呼ぶ。

このメッセンジャーの量を測定すれば、DNAがオンになっているか？　オフになっているか？　がわかる。村上博士らの笑いの実験も、ここに着目したのだ。

さらに、同じオンでも二〇％のこともあれば八〇％のこともある。それは、このmRNA量の

■チップはmRNA量が（少）「緑」、（多）「赤」に変化

図7－5　DNAチップの仕組み

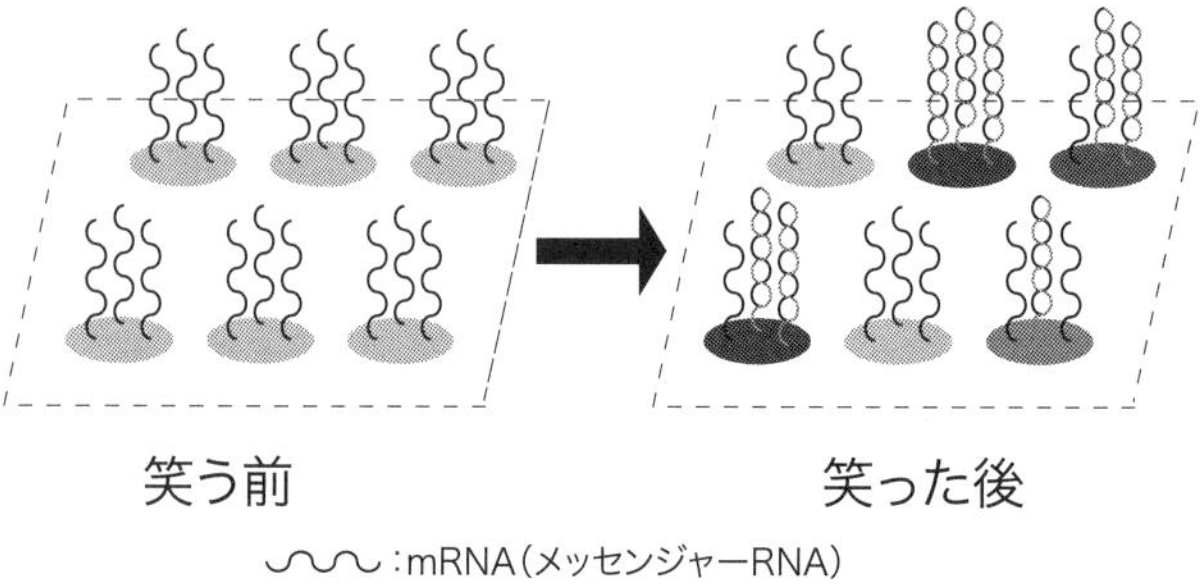

出典：『笑う！遺伝子』（前出）

比率で、数値化できるのだ。

●二三遺伝子がｍＲＮＡ増で「緑」「赤」に変化

博士が用いた「ＤＮＡチップ」は、このｍＲＮＡ量に反応して「色」が変化することで遺伝子のオン／オフが視覚的で、一目でわかる。

博士たちは、まず小さな三㎝四方のガラス片に二万一五〇〇個ものヒト遺伝子を貼り付けて、笑いの前後で、どの遺伝子にどの程度スイッチが入ったのかを測定した（なんという気の遠くなる作業……！）。

その結果、血糖値上昇が明らかに抑えられた人たちの遺伝子の働きがプラスに働いたものを二三個特定した（口絵カラー写真②）。それは、笑う前には変化なしが、笑った後では二三個の遺伝子が「緑色」「赤色」に変化した。つまり、「笑い」という陽性ストレスによって〝何か〟が働いて二三個の遺伝子にメッセンジャー（ｍＲＮＡ）が急増し、遺伝子の働きが〝オン〟になったのだ（**図7－5**）。

「笑う」と遺伝子が変化する……！　世界的な大発見の決定的瞬間だ。

眠れる遺伝子――なんと九七％のＤＮＡは冬眠中

●「笑い」は遺伝子の目覚まし時計

村上博士によれば、私たちの遺伝子は「ほとんどが眠っている」という。そして「常にオンになって働いている遺伝子は、全体の三％ていど……」！　つまり遺伝子の約九七％は〝眠ったまま〟人間は生を終えることになる。

「眠っている良い遺伝子のスイッチをオンにして目覚めさせてあげれば、人間の可能性は、どこまでも広がる」と博士は断言する。眠る遺伝子を〝起こして〟スイッチ・オンするのが「笑い」なのだ。つまり「笑い」は遺伝子の目覚まし時計。その秘訣は、なんといっても「楽しい生活を送る」ことだ。よく笑う陽気な人ほど、精力的で若々しい。笑わない陰気な人ほど老けて見えて弱々しい。そういえば……と思いあたるかたも多いだろう。

「生きて、笑って、楽しんで！　遺伝子のスイッチをオンにして、自分の人生の花を咲かせよう！」。これぞ村上哲学の神髄（『笑う！遺伝子』前出）。

●タモリを見習え！

思い浮かぶのはタモリさん。司会していた『笑っていいとも』は、ギネスブックものの世界最長寿バラエティ番組。当時のタモリを見ていると、番組発足当時とほとんど変わらない。まったく〝老けてない〟。肩の力が抜け切った超自然体。そして、あのおなじみのクックック……笑い。ひとびとが求めてやまない〝楽しい〟〝軽ーい〟人生がそこにはある。それは……無理しない、作らない、飾らない、頑張らない、悩まない。それと、だれとも仲良く、楽しく、おかしく、心地よく。まさに、サングラスの人生の達人は、超低空飛行で笑いとともに生きている。

ユーモアとともに生きる彼の人なつっこい人生は、眠っている遺伝子が、すべてプラス方向でオンになっているのだろう。

世界中に「笑い」が広まれば、憎しみもなくなる。憎しみが無くなれば戦争もなくなる。つまり、「笑い」こそが、永遠の平和のための武器なのだ。さあ、あなたも笑ってるばあいですよ――。

「笑う病院」――最大効果の〝クスリ〟を提供

●「笑いは副作用のない薬」（村上博士）

「目覚めよ！　遺伝子、笑いは副作用のない薬だ」。これが村上博士の持論。

「笑い」こそ、百薬どころか百万薬の長。そして、副作用は、まったくない。ならば、世界中の病院は、まず「笑い」の処方箋を、あらゆる治療に最優先して患者に提供することだ。本書でおわかりのように、「笑い」には病気を治す奇跡的な力がある。

これからの病院のあるべき姿は、どんなものだろうか？

村上博士は、そのあるべきイメージをこう描く。
「……病院に行くと、待合室ではお笑い芸人がライブをやっています。ライブを観てから診察室に入ると、先生もニコニコして笑って迎えてくれます。おたがいにリラックスしての会話が続き、先生の冗談に大笑いしながら診察を終えます。薬局では、お笑いビデオが支給され、毎日一回、三〇分間はみて、よく笑うこと……」
この「笑い」研究の泰斗も、私とまったく同じ未来病院のイメージを抱いておられ、嬉しくなった。

ノーベル医学賞を！――「笑いの治療」へ世界潮流が変わる

●世界初「笑いとDNA」に関する研究

村上先生はインタビューを快諾してくださった。

――先生の「笑いとDNA」に関する研究は世界で初めてですか？

村上：ハイ、そうです。『笑う！遺伝子』（一二三書房）という本に実験の詳細など書いています。ぜひ読んで下さい。

――今回は糖尿病がメインですが、他の病気でも「笑いとDNA」関連で逐次フォローする予定ですか？　リウマチが笑いで治ったという他の研究もあります。

村上：他の病気でも行うつもりです。そのリウマチ研究では、恐らく遺伝子レベルでは何も調べていないと思います。（笑いにより）リウマチで動く遺伝子が、糖尿病の場合と別かどうかは、よくわかりません。

——英文論文では「血糖値上昇に働きかけない遺伝子が変化していた」ということですが？

村上：そうです。しかし、遺伝子がまだ全部判ったわけではない。だからまだ血糖値上昇と、遺伝子のオンとオフの直接関係はわからないところがいっぱいある。

——「笑い」について相当数の文献を調べると、大変な免疫力アップとか、いろんな病気が快方に向かっています。行政で「笑い」を医療に持ち込もうという動きは？

村上：大阪府が『笑いのすすめ』という小冊子を出しています。私たちも協力し研究成果も一部載っています。いろんな病気への一番新しい効果が書いています。

●医療の根本的な大革命につながる

——「血糖値が下がる」「遺伝子が変化する」……など、これだけ「笑い」で効果があるとは驚きました。さらに「キラー細胞が大幅増殖」「アトピー性皮ふ炎の約九割が快方に」。これは医療の根本的な大革命につながる気がします。すると、今、薬害とか、医療費問題とかあり、厚生行政も大きく「笑いの医療」へシフトが必要だと思います。……医療業界に「笑い」を取り入れる動きはありますか？

村上：ええ、少しずつ、少しずつ、増えつつある。保険点数などはわかりませんが、先陣を切って取り上げたのは、大阪府が最初ですね。

――医学教育の現場などでは「笑いの医療」について？

村上：看護の分野ではあります。研究仲間の林啓子さん（筑波大准教授）が『笑みからチカラ』（メディカルレビュー社）という本を出しています。そこでは〝笑み筋体操〟という体操も紹介しＤＶＤも付いています。ＮＨＫ『ご近所の底力』で放映され、発売されていますよ（229ページ参照）。

――これは非常に大事な問題。「笑いの療法」が医学教育の正式カリキュラムとなるのは「笑い学会」など我々の動き次第でしょうか？

村上：そう思います。それから、もう少しいろんなデータが出たほうがいいですね。

●政府も行政も少しずつ動き始めた

――「笑い」の研究に、厚労省など政府の補助は？

村上：いろいろあります。経産省からも文部省からも、「笑い」の研究費の援助をいただきつつあり大きな前進です。

――心で遺伝子発現のオン／オフが変わる……とすれば、ダーウィニズムの進化論や遺伝学など、既成科学が根底から大きく動きそうな気がするんですが？

村上：ダーウィニズムが出たときは（遺伝子の）オンとかオフとか、全く分りませんでしたからね。遺伝子そのものの存在もよくわからなかったから……。しかし、私どもは、（笑いで）遺伝子の暗号配列（塩基配列）そのものが変わるとは考えていません。そのオンとオフが変わる……と。

――ＤＮＡ配列で「赤」と「緑」にきれいに「笑いの効果」が分かれました……。

村上：ＤＮＡを沢山小さなガラス板に貼り付けた。僕たちの場合は、その論文に書いたのは二万個弱……ＤＮＡチップ……を使った実験が「ＤＮＡアレイ（配列）法」です。

――大変な手間ですねぇ……。

村上：僕たちが貼り付けるわけではなく、すでに貼り付けてるものを使った。（顕微鏡観察の）プレパラートみたいに。

――論文を読んで感動しました。これはノーベル賞クラスの発見ではないか、と。国際的な評価はどうでしょう？　マスコミ報道では「世界がビックリした」と出ていますが。

村上：イヤイヤ、まだまだ（苦笑）。論文が二〇〇六年一月に出たばかり。まだ世界の学界の反響などは、わかりません。

●「笑い研究」がノーベル賞を取れば……

……謙虚な村上先生のお人柄が伝わって来るお話しぶり。この研究がノーベル医学賞を受賞すれば、世界医療のメガ・トレンド（巨大潮流）は大きく流れの方向を変えることであろう。

「薬漬け」「手術漬け」「放射線漬け」……の悪魔的な〝治療〟から、「笑いの治療」という真に患者を救う医療へ一大シフトすることだろう。そうなれば、薬害、医療過誤などで〝医原病にされ〟〝殺される〟人々にとっては無上の福音だ。ガン患者の約八〇％の約二五万人が、毎年、抗ガン剤などで〝虐殺〟されている日本のガン治療の地獄にも一条の光明が見えてくる。

しかし、ノーベル賞自体が、世界の軍事、石油、化学、金融などのメジャーが支配していると聞く。医薬品、抗ガン剤、放射線なども不要になる「笑いの療法」の普及を、巨大医療利権を握るこれらメジャーが許すはずはない。いまだ暗黒の霧は晴れぬままだ。けっきょくは、私たち一人ひとりが声をあげ、政界、官界、医学界、マスメディアなどに働きかけ続けるしか、道は開けないのだ。

血糖値、四割減った！――〝MANZAI〟効果にバンザイ

●漫才で四割の血糖値抑制を立証した

「笑い」で血糖値が四割も下がる――それを臨床研究で証明した学者もいる。筑波大学、林啓子准教授。文字通り、世界の研究者たちはアッと驚いた。まさに究極の〝癒し系〟治療。「笑い」が糖尿病を治す……という事実が実証された。林准教授は、お笑い番組のビデオを「研究資料」として収集している。たとえばNHKの「お笑いオンステージ」などなど……。林准教授は二〇〇三年、すでに「笑いが血糖値を下げる」ことを国際学会に発表。タイトルはズバリ「笑いが血中グルコース（血糖値）を下げた」。論文中には〝MANZAI〟の文字があり微笑《ほほえ》ましい。糖尿病患者に、食後、四〇分間、漫才を見せ大いに笑わせて二時間後に測定。すると「笑いなし」にくらべて「笑いあり」では血糖値上昇が四割も抑えられたのだ！

ただ「笑った」だけで、血糖値がこれほど抑えられたことは〝奇跡〟というしかない。世界の医学界の驚嘆ぶりもわかる。

●ストレス・ホルモンでブドウ糖が増える

では、なぜ「笑い」が血糖値を抑えたのか？　それはストレスに関係している。

ストレスとは外的な刺激から生じる。イヤな奴。キライな話。あるいは危険な状態。そんなときムカムカしたりドキドキする。その不快感や恐怖感は、体内に様々なホルモンが分泌された結果おこる生理現象だ。

ストレスでもっとも多く発生するのが、副腎皮質ホルモンの一種、アドレナリン……。これは〝怒り〟〝攻撃〟のホルモンだ。

これらホルモンは筋肉中にブドウ糖をつくりだす。目前の〝敵〟に対し反撃か逃走か……。筋肉は瞬時に動かなければならない。その「臨戦態勢」には、筋肉中のエネルギー源（ブドウ糖）が必要なのだ。つまり人間は、ストレス下に置かれると血中ブドウ糖量（血糖値）は上昇する。

ストレスが糖尿病のひきがねになる……とは、こうしたことだった。

●ゲラゲラ笑いのストレス緩和効用

ところが、食後ゲラゲラ「笑って」ストレスから解放される。すると、アドレナリンなど〝闘争〟ホルモン分泌も減少する。すると、「戦い」「逃走」の必要性はなくなったので、血糖値上昇は抑えられる……というメカニズム。

「笑い」にはストレス緩和効果だけではない。大声で笑うと筋肉を使う。つまり運動療法と同じ効果もプラスされる。「笑い」の威力に脱帽だ。

それより、門前市をなすほど押し寄せる糖尿病患者に、「血糖値抑制剤」を飲ませて〝荒稼ぎ〟していた糖尿病専門医は、顔面蒼白であろう。たかが「笑い」で、これだけ血糖値が下がれば、まさに「医者はいらない」ことになる。これでは、かれら専門医の血糖値だけは急上昇しそうだ。

●お笑いコントで三六・五％も血糖値低下

ＮＨＫの『ご近所の底力』（二〇〇六年三月九日放送）では、お笑いコンビ、〝Ｔａｋｅ２〟のお笑いコントで実験している。ご近所の皆さんにお寿司をご馳走。その後コントで大笑いしてもらう。食後一時間、血糖値を測定してみると、空腹時をゼロとして、「笑い」なしでは平均一〇八・六mg／dl。それが、「笑った」後では、六九・〇mg／dlまで下がっていた。

その割合は三六・五％。やはり四割近い抑制率。林准教授の研究成果とも一致する。Ｔａｋｅ２お見事……！

●〝お笑い合宿〟で血糖値、中性脂肪も減った

同じような実験を『あるある大事典Ⅱ』（前出）もやっていた。

視聴者代表の二家族を三日間の〝お笑い合宿〟に招待して「笑いの効用」を実験するユニーク企画。参加したのは矢崎、北川ファミリー。笑いが少ないという二家族。一緒に寝泊まりする。〝笑わせ役〟は人気のお笑いコンビ〝次長課長〟。合宿は、随所に笑いを盛り込んだゲームあり、遊びあり。二〇分間のゲームでは、だれかが失敗するたびに笑い声が弾ける。

一日で、二家族は大きな声を出して、約三〇回もわらった。これはふだんの四倍くらいの笑い量。子どもたちもゲラゲラはしゃいで、笑顔のうちに三日間は過ぎた。

さて、この間の血糖値変化を測定すると、矢崎夫妻の平均値は、合宿前一二〇mg／dlが三日目には一〇六mg／dlに改善。北川夫妻も八五mg／dlが七七mg／dlにと抑制されていた。また、高脂血症の原因となる中性脂肪値も、矢崎夫妻二六〇mg／dlが一八八mg／dlと二八％減の好改善率。北川夫妻も一四九mg／dlが一三〇mg／dlに。やはり一三％減に改善された。笑いが増えたら血液がきれいになっていた！

「へぇー！　すごいね」「笑うってのはいいことなんだ」と参加家族もびっくり。

とうぜん、個人差はあるので、これら数値はあくまで目安にすぎない。しかし、三日間、家族全員で愉快に笑ってすごした効果は、否定できないだろう。なぜならこれら実験結果は、他の多くの笑いの研究と一致しているからだ。

第8章　〝つくり笑顔〟でも効果抜群！

――落語、くすぐり……さあ笑おう

笑み長命――健康長寿は笑顔から

●一〇〇歳長寿者はみんなニコニコ

昔のひとは、よくぞ真理を伝えたものだ。

「笑い」は「和来《わらい》」とも言う。

笑顔は、まわりの人に安心感をあたえる。スマイル！……とりわけ接客業のひとには笑顔は欠かせない。食堂のオヤジににらみつけられたら、ギョッとしてだれもその店に足を運ばない。どうにも天下四方を見渡せば、笑ってるばあいじゃないような事件が続発してユーウツになる。長い不況は続くし、街にも思いつめた暗い顔付きの人が増えてきた。これは精神免疫学からいえば、NK細胞を自ら弱らせているのと同じ。

テレビで一〇〇歳以上の長寿者にインタビューをしていた。感心したのは、登場するお爺さん、お婆さんが、みんなニコニコしていること。ほんとうに体の中からあふれる自然な笑顔だ。ああ……この方々は人生の勝利者だなあ……と、うなづきつつ見たものだ。その笑顔は、仏の意志、神の意志のままに生きてこられたことの証しだ。まさに人生の大達人たち——。

笑顔の力は、すなわち免疫力……即、生命力なのだ。

世の中の不義悪業に怒って、ときに怖い顔をしている自分を、コリャイカンと反省したものだ。

●どんな「笑い」にも健康効果アリ

私は落語が好きで好きでたまらない。

「急にそのォ……なんだなァ……笑えって、言われてもなァ……ヘッヘ……こっちにも、その、都合ってモンがありますんで……」。いまは亡き三遊亭円生が、片方の腕かなにかを掻きながら小首をかしげる仕草が、ありありと目に浮かぶ。

「愛想笑い」「しのび笑い」「照れ笑い」「くすくす笑い」に「大爆笑」……。「笑い」にも色々ある。しかし、「笑いの療法」をすすめておられる先生方にいわせれば、「どんな笑い方でもヨロシイ」という。

「ふくみ笑い、思い出し笑い……どんな笑いでもいいんです」と自ら落語の高座に上がる〝笑いの伝導師〟中島英雄医師はテレビの健康番組で、笑顔でうなづいておられた。

まず笑顔――とりあえず笑顔だけで効果あり！

●「おかしくもねぇのに笑えるかい」

「ちょっと笑ってもらえますか？」「おかしくないのに笑えませんッ！」

これは、誰あろうあの世界的な映画俳優、三船敏郎の若き頃、東宝ニューフェースの面接試験でのやりとり。照れ屋で仏頂面《ぶっちょうづら》の若き三船の表情が彷彿《ほうふつ》としてくる。

「なに言ってやがんだい。エー……おかしくもねぇのに、笑えるかいテンダ……」。これは希代の噺家《はなしか》、古今亭志ん生の啖呵《たんか》。声が耳に聞こえる。顔が目に浮かぶ。

想像しただけで、口元に笑いがこみあげてくる。

「『笑い』が健康にいいったって、そうのべつまくなしに笑ってらんないよ。こっちゃあ、いろいろ忙しいんだからね」

「笑いの健康法」を提案すると、たいていこんなリアクションが返ってくる。

世の中には、陽気な人と陰気な人がいる。陽気な人は、「そうかい！　わかった。笑おう。ワッハッハ」と話が早い。陰気な人は「おかしくもないのに、フン……」とソッポを向く。

●“つくり笑顔”でもNK活性アップ！

ところが専門医は、「とりあえず笑顔になるだけ」でも「笑い」の効果がある、という。伊丹

■つくり笑顔でもNK細胞は増加し正常化した

図８－１　笑顔をつくることによりNK細胞が正常化した実験結果

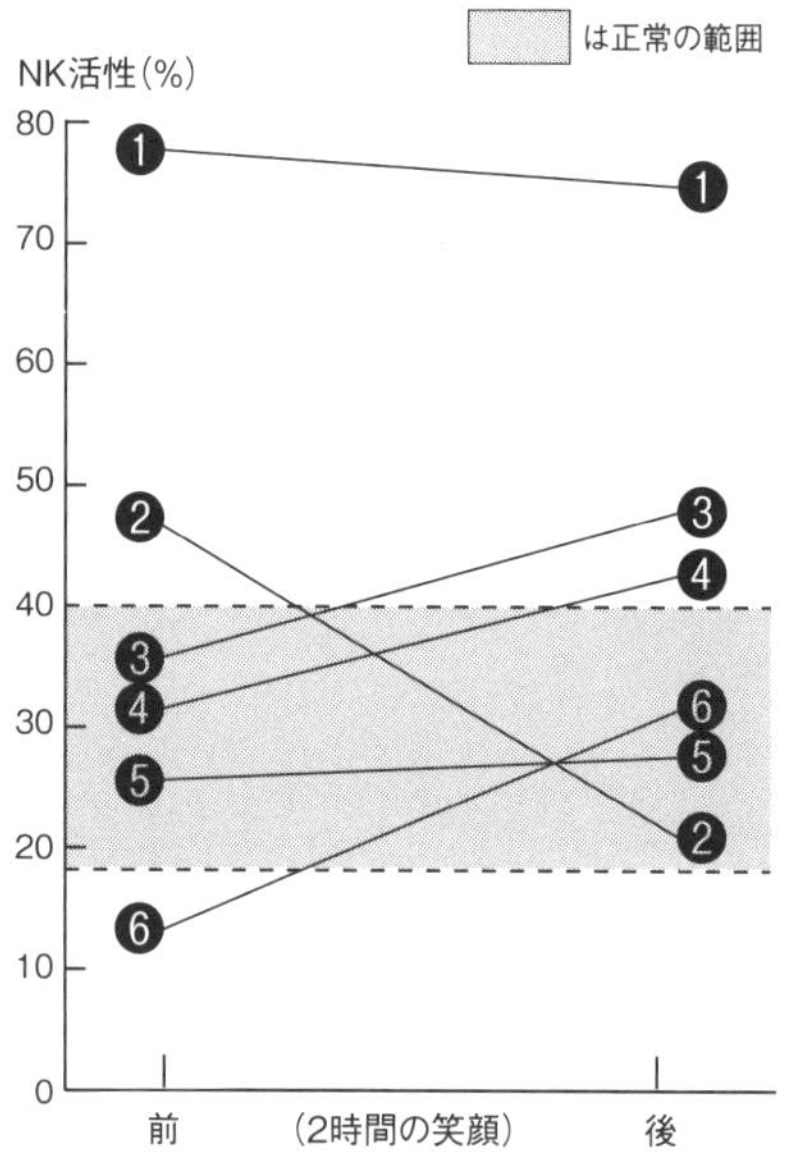

出典：『笑いの健康学―笑いが免疫力を高める―』（前出）

医師は、つぎのような実験を行っている。

六人のボランティア被験者に、一人ずつ個室に入ってもらう。そこで、「表情だけの笑顔」を二時間、続けてもらう。いわゆる〝つくり笑い〟だ。なんとなく不気味な気持ちもするが、結果はどうだったであろう？

「室内にはテレビもラジオもなく、何も面白いことがないのに表情だけを笑顔で続けるのです」。「時々、斜め前の鏡でご自分の笑顔を確かめてもらいながらの二時間でした」（『笑いの健康学』前出）。実験の様子、表情はビデオでも記録された。

その結果――。おどろきの効果が確認された（図8―1）。

NK活性が低めだった③～⑥の四人にNK活性の急上昇がみられたのだ。たとえば⑥の方は活性指標一〇が三〇へと三倍増した。

さらに、もともとNK活性が高い②は、ぎゃくに正常域に向かった。もっとも高かった①も正常方向に向かっている。

伊丹医師は「面白いことがなくても、とりあえず表情だけでも笑顔を続ける」ことを勧める。最近の精神免疫学の研究で「笑顔を作るだけでもガンや病気を退治でき、より健康になる効果があることが明らかなった」という。

顔面フィードバック効果――笑顔をつくれば脳も〝笑う〟

●「笑い」の表情筋を動かそう

『免疫力は笑顔で上がる』（小学館）と、そのものズバリ、笑顔づくりを呼びかけているのが高戸ベラさん。一九八〇年代に米国シカゴの大学で心理学、運動生理学などを学ぶ。さらに健康学、栄養学を修得。帰国後、九一年に「日本リラクササイズ協会」を設立。リラクゼーションの普及に努めておられる。主な著書に『「いい顔」の作り方』（日本教文社）など。まさに健康と心理面からの笑顔インストラクターの第一人者だ。

彼女も「つくり笑いでも免疫力はアップする」と言う。

その根拠はつぎのとおり。人間が笑うときは「おもしろい」「おかしい」ときだ。そのとき「脳のなかで何らかの生理的な変化がおきて、それが運動神経から筋肉へ――。その結果、顔全体の筋肉が大きく動き、『笑い』という表情を生み出す」という。いわゆる破顔一笑……。「一方、つくり笑顔では、ほおと目のまわりの筋肉は動きますが、みけんやひたいの筋肉はほとんど動きません。ところが、先に笑顔をつくり、目とほおのまわりの筋肉だけでも動かすと、その動きを脳が認知……」。「つまり、脳が『今は、楽しい時間だ』と決めつけ、気持ちは後からついてくる」（前著）。

●笑顔を作ると楽しく、おかしくなる

つまり「楽しい」から表情筋が動き「笑顔」になる。ところが、ぎゃくにそれを「笑顔」をつくると表情筋が動き、それを「楽しい」と感知する……という。

これが……つくり笑顔でも、「笑い」と同じ効果があらわれる……理由。彼女は、これを「顔面フィードバック効果」と名づけている。

「へぇー！　そんなことあるのかい」。

■表情筋が動けば「笑い」の効果もわいてくる

図8－2　表情筋のいろいろ

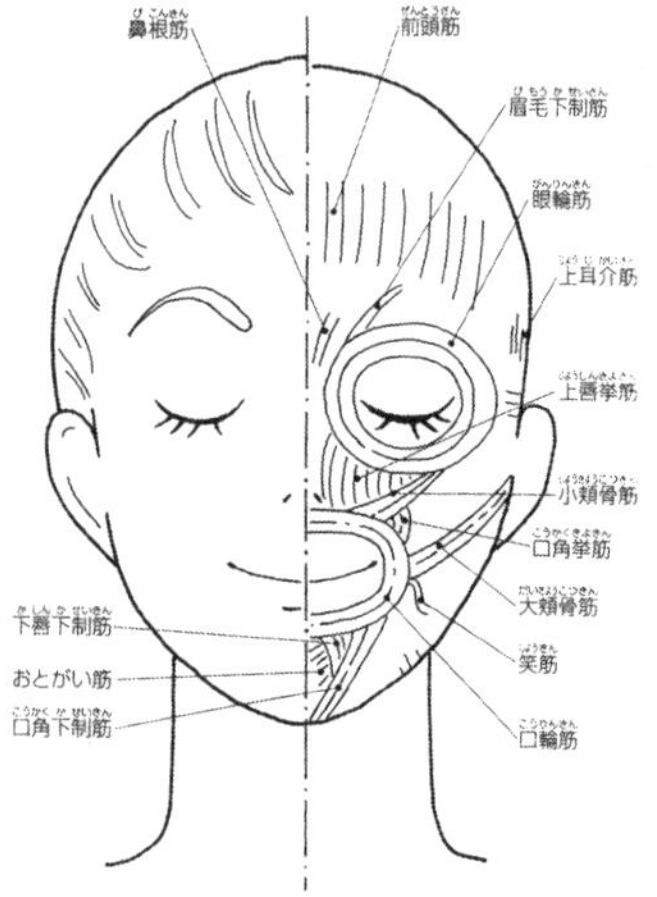

出典：『免疫力は笑顔で上がる』（高戸ベラ著　小学館）

半信半疑のあなた。とりあえず、鏡に向かって、両頬をあげて、つくり笑いをしてごらんなさい。最初は「怖エーッ……！」と思ったり、われながら不気味だなぁ……と思ったりしながら鏡を見ているうちに、プーッと吹き出すはず。つまり、笑顔の表情をつくっているうちに、表情筋の変化を脳が感知して、ほんとうに「おかしさ」を感じ始めた。まさに「顔面」から「脳」へのフィードバック……。

「最初は、無理したような笑い顔でもいいのです。意識して笑い、表情筋をきたえ、潜在意識に植え付けることで、無意識に笑顔がつくれるようになれば、たいしたもの。つくり笑いで、だれもが『顔面フィードバック効果』が期待できるのです」（高戸ベラさん）

●つくり笑顔で〝笑筋《しょうきん》〟が動くと……

私の知人のTさんは整体などの治療師だ。銀髪に柔和な笑顔。「笑いと健康効果」について尋ねると「笑顔だけでもいいんです」とキッパリ。「笑うと、口の両頬の筋肉が上に動くでしょう？これを〝笑筋〟と呼びます。唇の両側をあげて笑顔をつくると〝笑筋〟が収縮して、脳が刺激され、笑ったのと同じ効果があらわれる」。やはり、同じことをおっしゃる。

人間の顔には五〇以上の筋肉があるそうだ。いわゆる表情筋。それらの組み合わせが喜怒哀楽……さまざまな表情を生み出す。

笑顔は、口の両脇の〝笑筋〟さらに口の上の〝口角挙筋〟が上に動くことで生れる。さらに眼のまわりの〝眼輪筋〟動き眼が細くなり目尻にしわがよる。「笑いの副作用はただ一つ。カカアの目尻のカラスの足跡」。……なんてこと言っちゃあいけませんネ。

感情の豊かな人は表情も豊か。講演でついつい刑事コロンボから三船敏郎、高倉健からフーテンの寅さんの声色まで演じてしまう癖のある私は、表情も豊かだと言われる。爆笑と笑顔に包まれてたいせつな事をお話ししたいと思っているので、これはこれでいいと思っている。

プーチン大統領――これぞ〝ノーメン〟クラツーラ？

●笑えぬ悲しさ……いつも笑みを絶やさずに

しかし、中には無表情な方もおられる。「表情筋はきたえなければ衰え、老化していきます。『愛嬌がない』とか『何を考えているのかわからない』などと言われる人は、とかく感情表現が苦手……」。「なかには感情をおもてに出さない人がいます。能面のように表情にあらわさない」と高戸ベラさん（前出）。

つまり表情筋が能面のように固定してしまっている。私が思い浮かぶのはロシアのプーチン大統領。かれは、かつて旧ソ連の秘密警察ＫＧＢの幹部だったとか。スパイの要諦は、表情を読み取られないことだ。そこで、感情をおもてに出さない訓練を受けたのだろう。その〝後遺症〟が、あの無表情とは少し気の毒だ。なにしろ笑おうと思っても笑えない。これぞ〝ノ・ー・メ・ン・クラツーラ〟？（失礼）

●笑顔が消えると病気にかかりやすい

高戸さんは「最近の人には、この〝能面フェイス〟が増えているような気がする」と心配している。「インターネットや携帯電話が普及し、直接、顔を見合わせて話しをする機会が減っていることも〝能面フェイス〟が増えている要因ではないか……」には、私も同感だ。そういう若いひとたちは表情筋が衰えているため、自然に笑えない。「笑えない」と免疫力などが低下する。具体的にはNK細胞活性が低下する。つまりガンにかかりやすくなる。

最近、若い世代にガンや生活習慣病が急増している背景には、無表情な笑わない（笑えない）若者が増えたことも要因の一つだろう。

社会から「笑い」が消えることは、社会から「生命力」が消えることを意味する。

●ニコッと笑顔で九個の金メダル！

オリンピックで九個の金メダル獲得！　稀代のスーパーアスリート、カール・ルイス選手。かれは驚異的な運動能力を引き出す秘訣を語っていた。

「一〇〇mを全力疾走する時、七〇m過ぎた地点でニコッと笑顔をつくるのさ。すると残りのゴールまでのスピードがアップするんだ」

なるほど……！　笑顔のリラックス効果が、さらに運動機能をアップさせる。ぎゃくに顔を必死の形相にすると筋肉も強張ってしまうのだろう。そういえば短距離走でも下位の選手ほど凄い顔で走っている。

天才ゴルファー、タイガー・ウッズ選手もアドレスに入るとき少し舌を出して息を吐いている。これは口元の筋肉の緊張を解いている。一流のスポーツ選手でここ一番というとき、口のまわりを動かしているのをよく見かける。ガムを噛むのも、そのひとつ。無意識のうちに「笑い」の表情筋を動かして入るのだろう。

つられ笑い――陽気なひとの側にいるだけで

●相手に合わせるミラーニューロン

ハ・ハ・ハ「笑い」を増やす秘策――。

ふだんブスッとしている人でも、人が大笑いしている姿を見ると、つられ笑いをしてしまう。これはなぜ?

「人の脳には、相手の感情を読み取るミラーニューロンがあるから」と専門家はいう。つまり、〝鏡〟のように反射して反応する神経。これがはたらき「つられ笑い」が起こる。

それは脳の前頭葉にあり、人の表情や声から情報を読み取り、同じ感情になるよう命令を出す。だから泣いている人を見ると「もらい泣き」をしてしまい、大笑いの人の側にいると「つられ笑い」をしてしまう。

わたしも講演で経験があるが、こちらのジョークにだれか一人笑うと、それが満場の大爆笑となることがある。これは脳が「相手の感情に共感してあげなさい」と命令を出すため。

だから人の笑顔、笑い声に、楽しくなって笑ってしまう。

つまり、よく笑う人の側にいて「つられ笑い」を増やすのも、笑いのチエといえる。

「……クックックが始まると、なかなか収まらない。おさえようとするとさらにつよくなってくる。けいれん的な呼吸が一種の自働能をもってくる。近くに一緒にクックッとやる連れがいるときは、いっそう促進されて、ついには、全身のけいれん運動が始まる。『腹がよじれるほど』苦しくなって止まらない」（『笑い泣く性』中川米造著、玉川選書）

●笑い声がさらなる笑いを誘う

「つられ笑い」を実証した文献もある。

「……私は、誰か一人、大笑いが大好きでソレッと合図すればたちまち笑い出せるような人はいませんか？　とボランティアをつのった。最前列に座っていたビルという背の高い男性が前に出て来た。私は、お得意の〝笑い話〟をいくつか披露した。患者の反応は、ビルのとどろきわたるような大笑いで一層強められた。ビルの笑い声自体がまた新しい笑いをさそったのである」（『続笑いと治癒力』ノーマン・カズンズ著、松田銑訳、岩波現代文庫）

「笑いの療法」パイオニアのカズンズの面目躍如！　その場にいる人々のミラーニューロンが、増幅作用を起こし、室内が大爆笑の渦と化したのである。

カズンズは、つぎにお笑いカセットテープをかける。「効果てきめん。患者たちは、斜面の一番、急傾斜にさしかかり、加速度ですべり落ちるように笑いのコースを突進してとめどがなかった。笑い転げて、椅子から落ちそうになる人さえあった」。「私は皆に気分はどうか？　とたずねた。痛みがうすらいだと答える人たちもいた。それは大笑いがエンドルフィンの分泌を促し、モルヒネ類似の効果をもたらすことが考えられる……という一部の医学研究者の推測を裏付けるものかもしれない」（同書、要約）。

●笑いの伝染で心配ごとも吹っ飛ぶ

そう、笑いは次から次に伝染する。

「……笑いが笑いを産むのさ。みんな笑うことで一体となる。笑いの波及効果で心配ごとなんか吹っ飛ぶ。その場にいる人は、ステージⅣの末期ガン患者でも、再生不良性の神経疾患患者であろうと、みんなストレスから解放されるんだ」

ニューヨーク市立「笑い療法会」の心理療法士ステファン・ウィスハースは語る。

「笑いには、もともと伝染能力があるんだね。それが一人ひとりの患者に力を与えるんだ」

彼は微笑《ほほえ》む。

「誰もが胸の奥に凍り付いた大量の笑いを死んだみたいに溜め込んでる。笑い療法士の僕の役目は〝さあ大声で笑おう！〟と許可を与えるだけ。〝バカになろう〟〝ストレスなんて追っ払え！〟。〝もっと気楽に〟……彼らは人生を発見するのさ。人々は、常に集中砲火の下で生きているみたいに感じてる。これって、ジョークだよ！」

●遠慮なく笑いリーダーになろう

もう一人の女性「笑い療法士」、キム・マクリンも言う。

「無理強いされた〝笑い〟でも、人々は、最後には爆笑しちゃう。私の仕事は……年を取るほど消えていく、人間の内なる〝子ども〟を呼び覚ますこと……」

たとえば「無理やりに笑わせると、十中八九、人々はクスクス笑いを始める。そして、すぐに大爆笑が巻き起こるわ。耳から笑い声が入ってくると、自分も笑ってしまうのね」。寄席などで、だれか一人が笑うと、つられて場内大爆笑となる。ぎゃくに皆が押し黙っていると、噺家がくすぐりをいれても誰も笑わない。これをお笑い芸人の世界では「場が重い」という。こういうときは遠慮なく〝ラーフィング・リーダー〟（笑いの一番手）になろう。あなたの笑い声が満場の笑いの波を生み出すのだから……。

くすぐり療法――コチョコチョで誰もが大笑い

●ワキをくすぐられると皆笑うのは？

さらに、よりかんたんに大笑いできる秘訣とは――。

それは〝くすぐり〟……。ワキをくすぐられると笑ってしまう。街頭調査では、くすぐられると一〇〇人中一〇〇人が大笑いしている。なぜ、ワキをくすぐられると笑ってしまうのか？

ワキをくすぐられると、だれでも大笑い。ワキを触ったときだけ全身の筋肉に激しく力が入り緊張を起こしていた。これは、なぜだろう？　「筋電計」をつけ筋肉の活動を調べてみると興味深いことが判る。

体の他の部分を触っても、全身の筋肉は、まったくと言ってよいほど反応しない。なのに、ワキを触ったときだけ筋肉に強く力が入り緊張を示すのだ。とりわけ、脇腹、背中の筋肉が大きく緊張している。これは、体験的にもわかる。

ワキをくすぐられると、どうして脇腹と背中に力が入るのだろうか？

●内臓を守ろうと反射的に筋肉緊張

「ワキの内側にある内臓を守ろうとするため」と専門家。

ワキの内側には心臓、肺など生命維持に重要な臓器がある。しかしワキには、それらを守る筋肉がほとんどついていない。そこでワキを触られると「臓器が危ない！」と無意識に反応して筋肉に力が入り緊張してしまう。つまり内臓を守ろうとする条件反射と考えられる。

「〝くすぐり〟が笑いをおこすのも……ワキの下だとか、足の裏だとか、通常、あまり、外敵刺激にさらされず、保護された部分である」「相手が気心を許した人間であり、危険な場所に刺激を加えてくるが、決して本気で攻撃することはないとわかれば、笑いに変わる」「自分でワキの下をくすぐっても、すこしもくすぐったくないのは、自分で自分を攻撃することは普通ありえないからである」（『笑い泣く性』前出）。

では、なぜ筋肉緊張で笑いが起こるのか？

ワキを触られているとき心拍数は急上昇する。ある実験では毎分八三回から一一七回にはね上った。これは急激なストレス状態。このストレスに笑いが深く関係しているのだ。つまり「臓器が危ない！」と身の危険を感知、ストレスが高まる。そのため、脳は笑うことで酸素とりこみを増やし、ストレスをやわらげようとする……という説。つまり——**①ワキを触る↓②内臓の危険察知↓③背中など筋肉緊張↓④心拍数上昇↓⑤ストレス状態↓⑥笑い反応↓⑦酸素とりこみ増↓⑧ストレス緩和……**。

だから、だれでもワキを触られた瞬間、笑ってしまう。

●くすぐり笑いはウォーキングに匹敵

〝くすぐり〟による笑いで、どれだけ酸素摂取効果があるのだろう？

くすぐられたときの酸素摂取量を測定する。時速六キロでウォーキングしているときと、ほぼ同じ酸素消費量だ。つまり、くすぐられ笑いしている間は、有酸素運動なみに酸素をとりこんでいた。「笑うことが少ないあなた。人とくすぐりあってみましょう」とは、実験した『あるある大事典Ⅱ』（前出）の提案。

「笑いが健康にいいって言っても、そんなかんたんに笑えるもんじゃないよ」と不機嫌になる御仁もいる。そんな苦虫顔でも、ワキの下を触ると「やめろよ！　ウヒャヒャ……」と笑ってしまう。

つまりは、大笑いを引きおこすにはワキの下を〝くすぐる〟のが最も確実かつ速効性がある…

■ “くすぐり” 笑い効果！ 酸素摂取量が3.3倍に増えた

図8−3

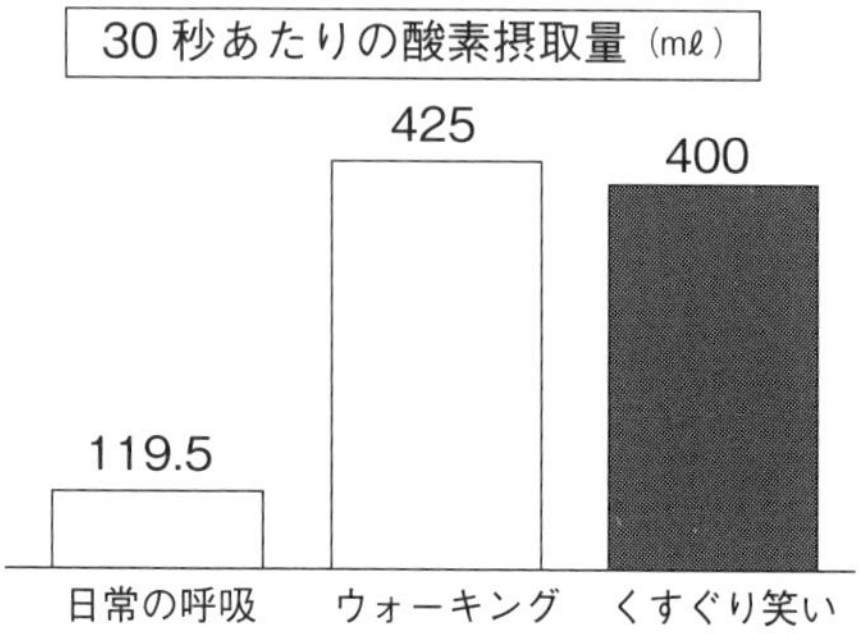

出典：『あるある大事典 II』（前出）より作図

…。くすぐり笑い一〇秒で深呼吸二回分の酸素がとりこめる。くすぐり笑い〝療法〟は、冗談ではなく、病院などでも実践してみるべきだ。ガン患者など抗ガン剤の地獄の苦しみより、ワキの下の〝くすぐり療法〟の方がどれだけ爽快か、天国と地獄くらいの差はあるだろう。

●人類よ、もっとスキンシップを！

海外の研究者も〝くすぐり〟と〝笑い〟の効用を説いている。

「〝くすぐり〟は長きにわたって笑いを産み出す『引きがね』であった。それは古代人ですら知っていた」と米メリーランド大学、神経行動学者ロバート・プロバイン博士。

「〝くすぐり〟は興味深い現象だ。両親が幼子や子どもをくすぐるのは、その弾ける笑い声のためだ」

博士は、これを本能的な行為と言う。「じっさい、〝くすぐり〟は猿のじゃれあいと同じ行為なのだ。違いは、人間は〝ハハハ〟と笑い、サルは〝パムパムパム〟と鳴くことくらいなのである」。「〝くすぐり〟は男女の性愛でも重要な役割を果たす。年上の兄貴に押さえ付けられくすぐられるよりも、こっちは、もっとソフトタッチであることはいうまでもない」とウィンクの顔が目に浮かぶ。

つまり、この行動学者は「人類よ、もっと触れ合い、スキンシップしなさい」と説いているのだ。

●「笑い」は人類共通の〝言語〟

「赤ん坊は、産まれて一週間もすると笑いの表情を見せる」（中川米造、前出）

「生まれつき目が見えず、耳も聞こえない赤ん坊を観察すると、日常生活の適切な瞬間に微笑し、しかめ面をすることがわかる」「五週目ごろに微笑が、そして四〜五カ月ごろには笑いが現れてくる」（デズモンド・モリス『マンウォッチング』小学館）

ヒトは産まれて、誰から学習することなく笑う。つまり、「笑い」は本能から発するのだ。

「笑いこそ、だれもが所有するメカニズムだ。笑いこそ人類共通言語の一部だ。地球上には何千という言語がある。何十万という方言がある。しかし、あらゆる人は言語と同じように笑いによって語り合っている」「赤子は話すよりはるか以前に笑う。サルですら〝パムパムパム……〟と笑う。つまり笑いは原始的で無意識な〝言語〟である」（プロバイン博士）

「赤ん坊の発達段階は、まさに笑いの健康メリットの発見と実践そのもの」と米UCLA大マーガレット・ステューバー博士（行動科学）。彼女は疾病治療にユーモア療法を具体的に実践し、さらに笑いの治療効果を、より科学的に探究している。

「笑い」の脳――「生存」するためヒトは笑う

●①ワニ②ウマ③ヒト……脳の三層構造

脳への関心が高まっている。なら、ヒトの笑いは脳のどこで決定されるのだろうか？
図8-4は、ヒトの脳の略図だ。ワニやウマのイラストが奇妙だが、①ワニの脳（脳幹）、②ウマの脳（大脳辺縁系）、③ヒトの脳（大脳皮質）――と、脳は三層に分かれるからだ。

さらにヒトの脳は機能で細かく分類される。

①ワニの脳（脳幹）：いちばん原始的で、生存本能にしたがって反射、反応する領域。食欲、性欲、睡眠、攻撃、逃避……などなど。生きるために基本の反射システムのプログラムは、ここに蓄積されている。その脳幹部分には、延髄、橋、中脳、間脳、視床下部……が含まれる。

②ウマの脳（大脳辺縁系）：脳幹部分に被さっているのが大脳辺縁系だ。ヒトとワニの間のウマと名付けられたのは、本能にも学習にも反応するから。

ここには海馬、扁桃体……などの部分があり「記憶」「好悪」「喜怒」「哀楽」「音感」……など、より複雑な反応を行う箇所だ。ヒトの場合、視覚、聴覚、触覚、味覚……など五感により脳に入ってきた情報が、まずこの部位で処理される。

③ヒトの脳（大脳皮質）：脳全体からみるとシワのよった表面部分。学習、体験、伝承などによって情報がインプットされ、「善悪」「正邪」「是非」「美醜」……などを認識、思考、判断する

■笑いは原始脳（ワニの脳）から本能で発生する

図8－4　ヒトの脳の三層構造

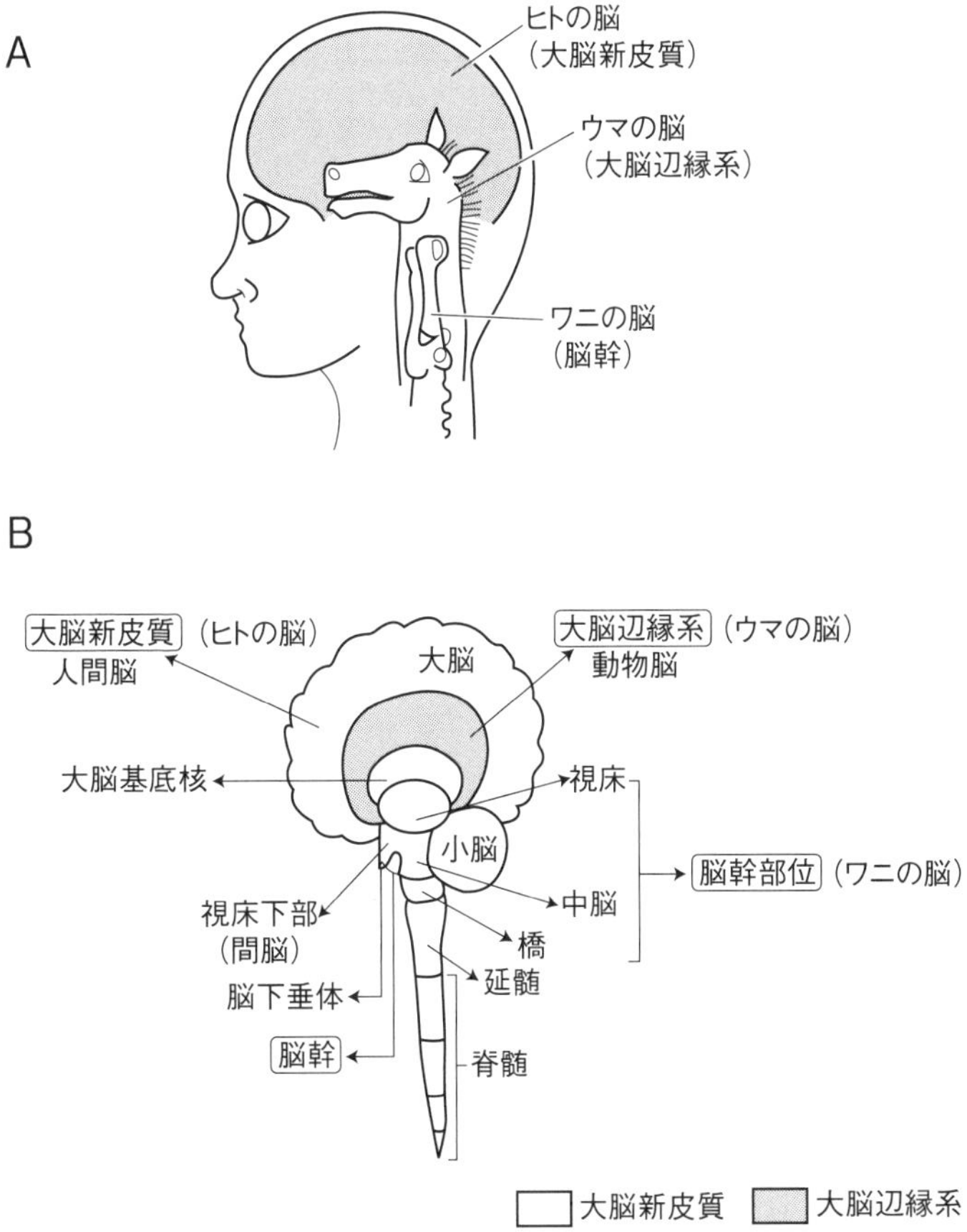

出典：『笑いの処方箋』（中島英雄著、法研）より

部分だ。この進化した大脳皮質があるゆえに、ヒトはヒトでありうる。

●生存本能から「笑い」は発する

さて——。「笑い」は脳のどこから発するのだろうか?

それは①ワニの脳から、つまり生存本能にもとづいて発生する。その「笑い」中枢は視床下部である。このエリアは食欲、性欲など、自己保存や種の保存にかかわる〝本能ゾーン〟。側《そば》をA10神経と呼ばれる「快楽神経」が走っている。そこで食欲、性欲、生存欲などが満たされると満足感が「快楽神経」に伝えられ、ニッコリ「快感の笑い」が発生する。さらに脳幹部分は、自律神経中枢……。それは「呼吸」「脈搏」「血圧」「血管の収縮・拡張」「涙・汗の分泌」なども支配している。だから「笑い」反応は脳幹部分を刺激して、自律神経系の「呼吸」「脈搏」「血行」などの反応をひきおこす。「腹を抱えて笑ったり」「笑い過ぎて涙が出る」なども……あなたの生存本能の①ワニの脳が「快感」に満たされている証しなのだ。

●喜劇は「充足」「優越」「解放」の笑い

では②ウマの脳(大脳辺縁系)、③ヒトの脳(大脳皮質)は、「笑い」と無関係かというとそうでもない。「目的が達成されたとき」「好きな人に出会ったとき」など満足、喜びの笑いが沸いてくる。それは「期待充足の笑い」と呼ばれる。また「威張った人がひっくり返ったとき」など爆笑を誘う。これは「優越の笑い」と呼ばれる。ハラハラ、ドキドキさせておいて「実はウソだった」とネタばらしに笑いが沸く。これは「解放の笑い」だ。喜劇、笑芸、笑話……など、これら大脳辺縁系の笑いを刺激するものだ。落語など、「洒落」や「落ち」が満載の、世界的に見ても極めて優れた話芸。これは「満足」「優越」「解放」などの高度な笑い感情システムを刺激している。

●笑いは世界平和の最大の〝武器〟

③ヒトの脳の大脳皮質も笑いに関与している。それは、さらに高度で知的な笑い。それを「社交上の笑い」と呼ぶ。人間関係を円滑にするため、初対面の人にニッコリ笑いかける。パーティなどで会話を盛り上げる。まさに、これはユーモアやジョークの世界。これは「あなたとうまくやっていきたい」というメッセージ。つまり「愛情」と「友好」のあらわれ、「協調の笑い」なのだ。自ら噺家となり、落語もプロ級「笑い医療」の達人、中島医師（脳外科医）はこう断言する。

「……これは、世界の平和維持にも大事な『笑い』で、戦争を回避することさえできる人類の英知なのです」（『笑いの処方箋』前出）

まったく同感。やはり、「笑いの医療」推進の先達ノーマン・カズンズが、一方で、きわめて熱心な平和運動家であったことに通じる。

「笑い」こそ、戦争を回避させ、人類絶滅を防ぐ。そして、この〝武器〟は血を流さない。その〝威力〟は絶大だ。何百万、千万、何億ものひとびとの命を救うのだから……。

胎児の笑み――お母さんのおなかの中でニッコリ

●〝エンジェル・スマイル〟が教えるもの

「胎児も笑う」と聞くとマサカと思う。しかし、じっさい妊娠八か月を過ぎたころからニッコリ笑う表情が観察されている。赤ちゃんは、産まれたてでは声を上げて泣く。これは子宮の羊水の中で浮かんで生きていた〝水中〟生活から、大気を吸って生きる呼吸の初めなので、思いっきり空気を吸って肺の奥まで入れる必要があるからだ。体は新しい空気から酸素を取り入れ、たちまち真っ赤になる。赤ちゃんとは、よくぞ名づけたもの。

産まれてお母さんのおっぱいを吸うと、こんどはニッコリと満足気にほほ笑む。これが〝エンジェル・スマイル〟……天使の微笑み。

この〝スマイル〟は、産まれた赤ちゃんが母親の愛情を得る大きなきっかけとなる。母親は微笑みを返し、赤ちゃんはそれを見て笑う。はたから見ても心が和む光景だ。

●「笑い」は本能から産まれる

かのダーウィンは、この〝エンジェル・スマイル〟は、赤ちゃんが産まれたときから持っている本能なのか、それとも母親の笑顔を学習した後天的なものかを確認するために、自分の子どもが産まれたとき、妻にもメイドにも「いっさい赤ん坊に笑いかけるな‼」と厳命したそう。父親より学者の性である。この不幸なダーウィンの子どもも、五五日目を過ぎたころにニコッと笑ったとか……。胎児も笑うのだから、「笑い」そのものが本能的行為なのだ。今や、子宮内の胎児の表情まで観察できるハイテク時代――ニコッと笑った胎児の観察ＣＧ画像をみたことがある。しかし、産まれる前の子宮内まで覗かれる胎児にとってははえらく迷惑な話だ。

動物の笑い――犬もサルもみんな「笑う」

●「笑顔」にサルの脳も反応する

気持ちがよいと「笑い」がこぼれるのは、他の動物でも同じようだ。

我が家の飼い犬のメス柴犬〝コロ〟も、心地好いと、どう見ても笑っているとしか思えないクークッ……という〝笑い声〟を漏らす。

ある大学教授が、毎日サルにエサをやるとき、必ずニッコリ笑顔を見せる実験を行った。するとサルの脳のある部分が教授の笑顔に反応することが判った。教授は、その部分を「笑顔脳」と命名した。村上博士によれば「笑いは遺伝的に、外への働きかけを目的として遺伝的プログラムされている」という。このサルの脳は、それをキャッチした。

「サルでも好きな人の笑顔に反応する。人間にも同じような『笑顔細胞』があるはず。笑いは人間の根源にあるもの。『笑い』の遺伝子もそのうち見つかるでしょう」（村上博士）

「人間が人間でなくなるときは、仮面のフェイスになる。『仮面顔貌』といって精神病になった

人は笑いがなくなって無表情になる……」（阿部博士）

最近、サイレント・ベビーが問題になっている。「笑い」も「泣き」もしない。これは母親のストレスが原因という。お母さんが笑わず無表情になるため、それが赤ちゃんに伝わってしまう。遺伝的に笑えるようにプログラムされているのに、「お母さんが笑わないものだから、その遺伝子がオフになってしまう」（村上博士）。なんという悲しい現実……。

「解脱《げだつ》」とNK活性――束縛からの解放がガンを癒す

●「感謝」の心で末期胃ガンが消えた！

心や感情が遺伝子のオン／オフをコントロールする。そのオン／オフが糖尿病患者の血糖値、ガン患者ならNK活性をコントロールする。なら、自分の心や感情をコントロールすれば、糖尿病やガンも制御できる……ことになる。

ある男性の胃ガン患者の例――。自分はガンである、としっかり受け止め、次に「絶対治すぞ」と決断した。そして、さまざまなサプリメント療法や食事療法、さらに温泉療法を実行して徹底的なガン治療にとりくんでいる。これは阿部博士が診療した患者さんだが、「自分が治すんだ！」という信念――。すると「ガンの進行がピタッと止まってしまった」（阿部博士）。

さまざまな治療効果に加えて、その前向きの信念がNK細胞をグンと増やしたのはまちがいない。そのNK兵士たちがガン細胞を徹底攻撃して打ち負かしたのだ。

これも阿部博士の体験例。ある歯医者さんの患者がやってきた。医者の診断では末期の胃ガン（ステージⅣ）。「手の施しようがない」と見放された。彼はショックから立ち直り「ガンを容認しよう」と心に決めた。そして「なんと自分勝手な生き方をしてきたのか」と反省し、「これからは感謝の気持ちで生きよう」と人生観を一八〇度変えた。「そしたら、ガンがみるみる小さくなってしまって、消えてしまいました。嘘のような本当の話です」（阿部博士）。

●「解脱」の心が難病、ガンを治す

私は二〇代半ばの頃、全国の様々な新宗教を取材したことがある。信者の方々に共通するのは「医者が見放した病気を治していただいた」という信仰理由を語る方が多かったこと。「新しい命をいただいた……」。

その顔は穏やかで、晴れ晴れとしていた。それまでの苦悩に満ちた生き方の回天……それこそが〝解脱〟というものかもしれない。解脱とは――「束縛から離脱して自由になること。現世の苦悩から解放されて絶対自由の境地に達すること」（『広辞苑』）。

この歯医者さんは「感謝の気持ちで生きよう」と解脱することで、自然治癒力の遺伝子がオンになり、NK活性が急激に高まり、末期ガンが消えてしまったのだ。これまで科学とは対極に置かれてきた宗教が、じつは究極の科学であった……といえる実証例だ。

チベット医学——「無明」から生じる煩悩ストレス

阿部博士はチベット医学を例にあげる。

●三大煩悩……「怒り」「貪《むさぼ》り」「愚痴」

「……チベット医学では、大宇宙と人間、つまりマクロコスモスとミクロコスモスが、地・水・火・風・空……を介して循環し合い、変化していく様子を独自の診断法で診ていき、そこに偏りがあったら、自然の力を借りて元通りにしようというものです。診断には問診、脈診、尿診などがあります」「チベット医学は、すべて宗教医学です。医学は仏教を学ぶ者が修得すべき五つの学問のうちの一つだと位置づけられています」「病気の遠因は、生きとし生けるものがもろもろの存在の本質を悟っていないこと、『無明』といいますが、そこにあると考えています。人間は『無明』であるがゆえに輪廻世界をさまよい『怒り』『貪り』『愚痴』の三大煩悩が生じる……とされています。この煩悩が心の変化を生み、体のバランスを崩すことにつながっていく、と考えられているのです」（『生きている。それだけで素晴らしい』前出）

これら「怒り」「貪り」「愚痴」の三大煩悩が、よい遺伝子をオフにして悪い遺伝子をオンにしてしまう。これは村上学説が明らかにした真理と合致するわけだ。

セリエ博士のストレス学説からも、そのメカニズムは証明できる。

●「気象医学」「時間医学」に至るまで！

さすが、チベット自治区、西海省の首都、西寧市のアルラチベット医学センターを実際に訪れ学ばれた阿部博士だけに、説得力がある。チベット医学の講義では天文学の講義まであるそうだ。太陽や月の運行と人間の体の躍動の関係についての講義……などなど。人は潮の満ちるときに産まれ、潮の引くときに死ぬ……など天体の運行と生命には不可分の関係がある。ようやく現代医学が着目し始めた「気象医学」「時間医学」などの概念が、古代から伝わるチベット医学では、あたりまえのように出てくるのだ。

ここでいう「気象医学」とは「天候や気圧、季節などの現象が体に及ぼす影響を研究する医学」で、「時間医学」は「時間によって刻々と変化する体のホルモンや血圧などのほか、病気にかかりやすい時間を研究する医学」のこと。いずれも、古代医学では重視されていたものが、近代医学では〝迷信〟と黙殺されてしまったまま、現代に至っている。

呪術、邪教の類いと近代医学がケイベツしてきたチベット医学など古代伝統医学から、現代医学が学び始めたのも、なんとも皮肉な話だ。

阿部博士らが目指すのは、これらチベット医学の考えまで含む統合医療なのだ。むろん、そこに一本の柱として貫くのは「人間を心臓や肺などの〝部品〟の集まりではなく、体、心、精神、生き方……まで含めて全体としてとらえ、治療していく」〝ホリスティック医学〟の理念である。

第9章　二一世紀は「笑い」が医療の中心となる

笑いのクリニック――世界に「笑い療法」の輪が広まる

●アメリカは本気で取り組み始めた

すでにアメリカは「笑い療法」の先進国である。

さすが本書で紹介した先覚者ノーマン・カズンズやパッチ・アダムスらを生み出したお国柄。イラクで何万人もの子ども、老人、女性などを無差別に虐殺するアメリカは大嫌いだが、一方で、ユーモアを愛するアメリカの市井の人々を、私は大好きである。

その人なつっこい笑顔のヒューマニティなアメリカに立ち返って欲しいとねがうばかり。

さて――。そのアメリカでは本気で真剣に、「笑い」で病気を治療する病院も次々に産まれている。医療機関や医療関係者向けの「笑いプロジェクト」もつくられている。アメリカ医学界は、世界にさきがけ「笑いの医療効果」を研究し、普及しようとしているようだ。カズンズやアダムスたちがまいた小さな種が、全米各地で芽吹き始めている。

●喜劇専用チャンネル、お笑いカートなど

たとえばロサンゼルスのセント・ジョンズ病院やグッド・サマリング病院には、入院患者の病室テレビにはコメディ専用チャンネルがある。カズンズが自ら実践した「喜劇」観賞療法を、だれもが実践できる。日本でいえば吉本喜劇の専用チャンネル。吉本興業も、これから本気で医療マーケットに進出すべきだろう（応援しまっせ）。

ガン治療にも笑いが取り入れられてきた。カロライナ州のデューク大学総合ガンセンターの廊下では、ボランティアが「笑いカート（手押し車）」を押して各病室を訪問。カートには喜劇映画やお笑いコントなどお笑いグッズが山と積まれている。まさに、彼らは笑いの配達人なのだ。「ユーモア・ルーム」を設置した病院も現れてきた。ここには「お笑いビデオ」「笑いの本」「面白いゲーム」「パズル」などなど「お笑いツール」の数々がそろっている。たとえば――。テキサス州、セント・ジョーゼフ病院、さらにダカルブ・メディカルセンターなど、患者向けの「笑いの部屋」を開設する病院は、さらに増えていくことだろう（『笑いの健康学』他、参照）。

●「笑い」研究者、NGO、トレーナー

またボルチモア州メリーランド大学、神経行動学者フロビン博士のように「笑い」を多面的に究明する研究者も増え、「笑いと健康」「笑いと医療」に関する論文、書籍も次々に刊行されている。

笑いで健康と平和を広める。そんな市民グループが幾つも産まれている。たとえばNGO〝世

界、笑いの旅〟（WLT）……などなど（241ページ参照）。また〝ラーフター・クラブ〟と呼ばれる「笑い療法会」も全米各地に、続々と産まれている。そこには専門的トレーニングを受けた「笑い療法士」が派遣され、笑いの健康メリットの講義や、実践コーチなどを行っている。

これらはまだ、ボランティア的な活動だが、近いうちに、医師と同じような資格で、実際の医療現場でも活躍するのでは……と期待している。

「笑いの療法士」――笑いでからだも心も癒そうね

●〝笑い療法〟を医学界が認めた

「笑いにより、体をリラックスさせ、治癒力を高める」

その目的のために、日本でもついに「笑いの療法士」が誕生した。「笑いで自然治癒力を高めることをサポートし、発病予防や治療効果を高める活動を行う」。「笑い」の効用を、ついに医療現場も認めた。むろん、全国初……。これは、明治以来の〝近代医学〟の歴史のなかでも画期的なこと。その「笑い」伝導師たち第一期生が二〇〇五年秋に誕生した。その数、四九名。かれらは、全国各地の医療施設や福祉施設などを訪問して、「笑い」の輪を広げている。「病院などの関心は高く、事務局には約九〇〇件もの問い合わせが寄せられている」（『朝日新聞』二〇〇六年二月一四日）。

落語やお笑い芸人たちを心から愛してやまない私としては、嬉しいかぎり。この「笑い」の輪を広げる活動をになっているのは「癒しの環境研究会」（本部、東京）。いささかきまじめな名称なのは、それを支える医師や大学教授、弁護士さんたちが、ピュアだからだろう。代表世話人は自ら医師でもある高柳和江さん。日本医科大学准教授として教壇にも立つ。病気や障害のあるひとたちに、「笑い」で体調を改善したり、前向きな気持ちをもってもらえれば……。そのお顔から笑顔がこぼれるよう。

●心の癒し……日本は遅れている

彼女は海外の病院で勤務した体験がある。病院は、ほんらい患者さんが「心を癒し」「生きがい」を見出すべき場所なのに、日本の病院は遅れている。高柳さんのよびかけに、多くの仲間が応じてきた。

たちまち会は結成され、「笑いの療法士」第一期生募集へと進んだ。まず全国から殺到した応募者から、書類選考などで選抜。栄えある栄誉に輝いたのは医師、教師、主婦など多彩。〝選考基準〟は「周囲を笑わせる」「相手の心に寄り添う」「いっしょにいて楽しい」……そう思えるひとたち。選抜された四九名は全員ボランティア。まず基礎知識として「脳の仕組み」「心理学」などを受講したのち、全国各地で「笑い」の伝導活動をしている。「教師なら学校、主婦なら近所など生活の場が、主な活動場所。お笑いのパフォーマンスをするわけではない。たとえば、病院や福祉施設では、診察や介護のときに、思わず相手が『くすっ』となるような会話をさりげなく盛り込む」（『朝日新聞』前出）。

自らガン患者で、「笑いの療法士」となった女性もいる。二〇〇五年一二月、研究会の集まりで体験発表。抗ガン剤の副作用に苦しみ、遊園地で思いっきり笑ったときの爽快感から「自分には『笑い』の治療法が残っている！」と気付き、元気になれた。それが「笑いの療法士」としての一歩を踏み出させた。

さいたま市の粕谷克由《かすやかつよし》さん（六四歳）も心身障害者施設の送迎やヘルパーをしながら「笑い」の癒しを広めている。たとえば介護老人福祉施設〝ベルホーム〟。「笑い」の中心に粕谷さんがいる。周りがほがらかになって体全体もリラックス。それが楽しみ……。「人に元気をあげ、自分も力をもらう」「笑いの善玉菌をバラまいて感染させようと思ってるノ」と粕谷さんの悪戯っぽい笑顔。「笑う門には健康来たる」と笑いのエキスパートたち。

●医師会提供番組も「さあ笑おう！」

日本医師会提供番組『からだ元気科』（日本テレビ）でも〝笑いの効用〟を認め、絶賛している。時代の変化を感ずる。

「……科学的に明らかになろうとしている『笑い』が秘める健康パワー、それは、知れば知るほど、思わず笑みがこぼれるほど、不思議な力にあふれています。さあ、それでは、みなさんもおなかの底から笑ってみましょう！　わっはっはぁー」（同番組）

研究会は、さらに「笑いの療法士」を増やすために二期生の募集もおこない、さらに「笑い」の癒しをになう新たな伝道師たちを世に送り出した。

落語医者――「笑い」効用に目覚めた先覚者たち

●月一の病院寄席やラジオ出演（中島医師）

お医者さんで落語の高座に上がる人が何人もいる。

医業のかたわら、噺家として羽織をまとい扇子を右手に一席伺う。酔狂だね……なんて呆れてはいけない。彼らこそ、二一世紀医療の未来を見据えた先覚者なのだ。〃ほぼ……万病を治す〃とすらいってよい「笑い」の驚異の医療効果に目覚めた医師たち……。必死で救いを求める患者さんたちを前に、酔狂や趣味で、落語を演れるわけがない。患者さんたちの胸の奥に「笑い」で奇跡の炎を点したい。

たとえば前述した中島医師。神経外科病院の院長という重職にありながら、噺家として高座に上がる。一九八六年、一〇代目桂文治師匠より、初代桂前治の芸名を授かる。八八年、病院開設と同時に「病院寄席」を始め、以来、月に一度は高座に。彼は群馬大学の落語研究会ＯＢ会会長の肩書きも。またＦＭ群馬で毎週『桂前治のおもしろクリニック』に出演中。なんとラジオのパーソナリティでもあった。こういう洒脱なお医者さんは、もっともっと出てきてほしい。

●八〇を過ぎて元気にドクター落語（稲垣医師）

八〇歳を過ぎてもドクター落語家として高座に上がり、満座の爆笑を誘っているのが稲垣元博医師。かれは七四歳のときに人間ドックで膀胱ガンが発見され手術。そのとき詠んだ短歌。「ガン告知はね返すだけの気力なし晩夏の夜を悶えて明かす」。「膀胱ガンの摘出手術終わりたり再発ゼロの保障なきまま」。しかし、抗ガン剤は拒否し丸山ワクチンを代替療法に当てて、闘病八年……。五年生存すれば完治といわれるが、とっくにその期限を過ぎて元気一杯。毎年スキーを滑り、毎日一万歩を日課としている。まさにスーパー元気医者。その痴呆予防のドクター落語「ボケの花」も大人気。最初二〇〇〇年九月、東京吉祥寺の生活教室で披露。一時間半は爆笑のうちにアッという間に過ぎた（『ガン患者として長期生存する医者たち』菊池憲一著、海拓社より）。

●医師とプロの落語家二足のワラジ（福澤医師）

医師でありながらプロの落語家は、福澤恒利医師。つまり医師落語家。それが立川らく朝師匠だ。月に一度都内で「健康と癒しの落語会」の高座に上がる。持ちネタは動脈硬化など生活習慣病を題材にした「健康落語」。ギャグ満載の「ヘルシートーク」。学生時代から落語好きだったとはいえ、四六歳で立川談志門下に入り、四年間の厳しい修行を経て、みごと二つ目となる。健康の秘訣も笑い、洒落を交えてだから観客の頭にもスイスイ。健康落語と古典落語で、一〇〇話以上のネタを持つというからスゴイ。彼は「以前からやりたかった」という一人芝居にも挑戦。それでいて昼間は表参道福澤クリニック院長を務める。夕刊紙『日刊ゲンダイ』に連載原稿コラム「健康落語で元気に生きる」を執筆するなど八面六臂《はちめんろっぴ》……！

●ガン患者によるガン患者のための……

ガン患者で生還して落語を始めた人もいる。それは「ガン患者によるガン患者のための落語」である。四二歳のとき〝三年生存率〟三％という肺ガンに冒され、それから一〇年〝奇跡〟の生還を遂げたのは樋口強氏。「入院中に、かつて親しんだ落語に慰められ、勇気づけられた」という。「社会復帰したら人を笑わせ、自らも笑う人生を歩きたい」との願いを実現するため、年に一度「いのちに感謝の独演会」を開いている。会場は全国から駆け付けたガン患者さんたちで満杯。持ちネタは自分の体験を元にした「病院日記」。それは「確実に二つ目クラスの水準」とプロも舌をまく。その熱いドラマは『いのちの落語』（文藝春秋）という一冊にまとめられている。

ドクター・マジック――奇術で患者に大受けDr.伊藤

●笑いと感動の「マジック・リハビリ療法」

患者に落語で笑ってハッピーになってもらう。それと同じことをマジックで実践しているお医者さんもいる。名付けてドクター・マジック。福岡県の伊藤医院の伊藤実喜院長は、ふと病院の中に、笑いが少ないことに気付いた。沈んだ雰囲気では、治る患者でも治らない。そこでひらめいたのが、自分の趣味のマジック（手品）。「患者さんたちは、マジックを見ることで、刺激や驚きが好奇心を呼び起こし、笑いが緊張をほぐしてくれる」と自ら派手に衣装なマジックショーを開始した。「驚き、笑いなどが心にも体にもリハビリ効果があるはず」。まさにユニークな「マジック・リハビリ療法」。

患者さんにロープやカードを使ったマジックに参加させることで、機能回復訓練にもなる。また病院内に小劇場を設け、そこで患者さんや家族むけに、自ら舞台に立って、マジック演芸会も開催。型やぶりなところは、あのパッチ・アダムスの道化療法とおなじ。

さらに伊藤院長は、「各病院に笑いをとどけ、患者さんに元気になってもらう」ために、「日本医療芸能塾」まで創設。ここではクリニック・クラウン（後出）や、さらにクラウン・ドクター養成にも取り組んでいる。そして、マジックを臨床で応用できる「マジック療法士」も認定。まさに、日本版パッチ・アダムスといえる。

●ストレスは三分の二に緩和された！

従来の堅物ドクターからは酔狂ともとられかねない伊藤院長のチャレンジも、医学的な根拠にもとづく。彼はデイケア利用者を対象に「マジック療法」の医学的効果も測定している。用いたのは唾液中の電位（ｍＶ）。唾液はストレスを感じるとドロドロの酸化状態（五〇ｍＶ以上）を示し、リラックスするとサラサラの還元状態（五〇ｍＶ以下）となる。

さて、マジックを見せる前の平均値は九〇ｍＶ、それが、マジックで笑い、楽しんだ後は、なんと平均六〇ｍＶまで三分の二に劇的に下がり、酸化状態（ストレス）は大幅に緩和されたことが立証された。「マジックには、感動と笑いを誘発し、ＮＫ細胞の活性化や自律神経の機能を高める効用がある。そして『笑いは治療につながる』『笑いは薬だ』と確信を得ることができた」

（伊藤医師、大阪府パンフより）。

「おおさか宣言」――みんな明るく、笑うて元気

●パンフ『笑いのススメ』のすすめ

「すみずみまで笑いが満ちて楽しい街。／人はみんな明るく元気。／笑うて元気……」これは大阪府が、世界に向けて発した〝お笑い街づくり〟宣言。さらに「大阪の笑いの力と、笑いを活かすとりくみで、世界の元気に貢献します。それをここに宣言します」とつづく。これは府が主催したシンポジウム『笑うて元気！　おおさかシンポジウム』（二〇〇五年三月二五日開催）で採択された。

その心意気で発刊されたのが『大阪発笑いのススメ』（B5判、二九頁）の小冊子。冒頭には「笑って難病克服（ガンも良くなる）？」――とノーマン・カズンズを紹介。「……連日、ユーモア全集を読み、喜劇映画やコメディ番組のビデオなどを見て、一〇分間、大笑いをすると、あれほど苦しかった痛みがやわらぎ、二時間ぐっすり眠ることができるように」「十数年後の一九八〇年、今度は心筋梗塞に見舞われました。彼は再び、笑うことを中心としたプラス思考を持ち続け、ついに心筋梗塞を克服し、二度目の奇跡を起こしたのです」（同冊子）。

●「好き」がNK細胞（免疫力）を活性化

また笑いの心得、生き方じょうず——のススメも。

……NK細胞を活性化し、免疫力を向上させる方法は①心の底から楽しく笑う。②悲しいときは大粒の涙を流して泣く。③ホッとする人に悩みを聞いてもらう。④「歌を歌う」など好きなことをする……。ここで大切なのは「好きでないとNK細胞は決して元気にならない」。「好き」と「嫌い」がNK細胞（免疫力）を左右する。ヒトとはなんとも面白い存在だ。またお洒落も大事。高齢者の化粧（華粧）も「きれいになった！」という満足感が、免疫力に好影響を与える。男女とも鏡を見て、みだしなみを忘れずに。さらに「……にもかかわらず笑う」ことの大切さ。「苦しいときでも笑顔をしめす。そうすることによって、相手も自分も楽しい気持ちになって、NK細胞が元気になってくる、ということです」。これは昇幹夫医師著『笑顔がクスリ』（保健同人社）より。

●人は「笑うから幸福なのだ」（『幸福論』）

さらにフランス哲学者アランの『幸福論』引用も面白い。

「笑うのは幸福だからではない。むしろ、笑うから幸福なのだと、言いたい。食べることが楽しいように、笑うことが楽しいのだ」

さらに、「笑い」の「リウマチ」「血糖値」「ストレス」「アトピー」への効能や「脳」「遺伝子」への影響などグラフを用いて、じつに判りやすい。

笑顔をつくる「笑み筋体操」「顔じゃんけん」……なども楽しい。

それもそのはず、村上博士（前出）をはじめ、日本での笑い研究のそうそうたる方々が制作に参加しているのだから……。

このパンフは、薄いが中身は厚い（熱い）「笑いの入門書」としておすすめする（現在はインターネットでダウンロード可能。「大阪発笑いのススメ」で検索）。

笑いのセラピストを――「笑い」の介護プロ出よ

●唯一「笑い学講座」のある大学

笑いは新しい学問を切り拓《ひら》くのか――。

ユニークな座談会が行われた。二〇〇一年から帝京平成大学で開講された「笑い学」カリキュラム。そこに結集したのはお笑いビジネス界トップに君臨する吉本興業。それと実学で知られる同大学。大学教育の場で「笑いの研究」を本気で実施してきた姿勢は、他大学も見習うべきだ（『東京新聞』二〇〇五年四月二七日掲載）。

「『笑いのセラピスト』を新しい資格に！」と提案するのは澤田隆治氏（帝京平成大学教授）。かれは往年の喜劇「てなもんや三度笠」から「花王名人劇場」までテレビ放送界で大ヒットを連発してきた日本のお笑い界のドン。氏が教授を務める帝京平成大学には「笑い学」の講座がある。

これは、おそらく日本の大学では唯一最初のカリキュラムではないか。「笑いをしっかり勉強して、患者さんや介護される人たちに、少しでも明るい気持ちや生きる喜びを感じてもらえたら素晴らしいと、ニコニコしている学生がたくさんいる。こちらが介護されているみたい。教室は笑いのテクニックを教えて欲しいという学生があふれかえっています」と五十嵐雅子准教授。彼女は「笑い学講座」の仕掛け人だ。

●ユニークな「笑い講座」成績ランク

「いま必要なのは、高齢者に対してやさしく思いやりのある医療従事者を育てること。笑いは、そのための大事なキーワード」（澤田氏）

「大学も新しい方向として、医療技術としての『笑い』を組み込んでアピールすることが必要」と竹本浩三准教授。かれは、お笑いの吉本興業に入社し、吉本新喜劇の作・演出の基礎をつくった変わり種。いまも関西を中心にテレビ、ラジオ、舞台で活躍中のまさに笑いのプロ。つまりこの大学では、日本屈指の笑いのエキスパートが、介護を学ぶ学生たちに「笑いの技術」を教えているのだ。「介護」も「医療」も人を癒す点では同じ。「学生が介護や看護を目的とするのは、悩む人たちを笑わせて喜んでもらうことで自分も楽しめるし満足したいから。こんな学生に拍手を送りたい」と竹本氏。

そこで「笑い講座」の提案だ。澤田氏は言う。「本学で『笑いのセラピスト』という資格を出す制度をつくったらどうでしょう。とりあえず、小咄《こばなし》を三つ覚えたら『C』とか……。『A』のひとには公開講座で発表させ、爆笑をとったら一定期間、吉本の新宿ルミネに出演させる」とはユカイ。

●爆笑をとったら「笑学博士」認定

「『笑学博士』の資格で、自信を持って介護者の前で笑いを披露できる——面白いですね」と五十嵐准教授も大ウケ。澤田氏「そこに吉本のタレントに出演してもらい、有名タレントの指導で『笑学博士』への笑いの実地訓練をやったらどうでしょう」。同大学は、二〇〇八年には池袋に四〜五〇〇〇人の学生を収容できるキャンパスを完成させた。そこには座席一〇〇〇人分の「劇場」も併設。まさに「笑い学」実践の場も整う。

このような徹底したパイオニア的実学教育こそ、少子化時代での大学の生き残りの道ではないか。

「お笑い看護師」——「そんなアホなと笑ろてもよろし……」

●〝笑いの都〟大阪の快挙だす

こちらは「お笑い看護師」である。

「そんな、アホな？　本場・大阪『お笑い看護師』養成へ——」。これは『東京新聞』（二〇〇五年二月一二日）の大見出し。さらに「しかめ面医療、曲がり角……『ワッハ上方』でデータ収集」とある。

「患者や家族から笑いがとれる『お笑い看護師』の養成に、大阪府が乗り出す。『そんな、アホな』と突っ込まないでほしい。笑うことは免疫力を上げるのに役立つなどのデータ出てきているのだ。医師はしかめ面。患者は泣き顔――という深刻さが先に立つ医療現場に『笑い』が入り込む余地はあるのか」（早川由紀美記者）

●二〇〇五年から予算三〇〇万円ナリ

養成がスタートした「お笑い看護師」は〝公的〟資格。よって前出ボランティア「笑いの療法士」に対して、こちらはプロである。さすが〝笑いの都〟。大阪府（生活文化部）は二〇〇五年度から正式に発足。初年度予算三〇〇万円ナリ。「看護師が患者や家族との日常的コミュニケーションに〝笑い〟を活用できる実習用プラグラムを一年かけて作る」と本格的。また府立「上方演芸史料館」（通称：ワッハ上方）で「笑いの医学面での効用」について研究機関がデータ収集できる演芸会を定期的に開催。さらに専門家の結集もはかる。

「映画にもなった米国パッチ・アダムス医師の出現で、道化師的役割で患者の心をほぐした方がいいという考え方が広まった」と府立母子保険総合医療センター、河敬世診療局長も前向きだ。

●西洋医学は曲がり角、楽しくない

村上博士も、「お笑い看護師」には好意的。

「西洋医学は曲がり角にある。治らない病気が存在し、医療費は増える一方だ。副作用のことを考えたら、できれば薬だって飲まない方がいい。今の医療は楽しくない。医療費の削減という観点からも笑いの効用の研究には、意味がある」（同紙）

大阪は「笑いの医療」では日本で最先端を走っている。

これに対して国は二歩も三歩も遅れている。医療利権にブラ下がる政治屋、厚労族や官僚たちは、「たかが『笑い』で病気が治ってもらっては困る」。それは自民党の大きな支持基盤、日本医師会や製薬メーカーにとっても同じ。彼らを巨大スポンサーとするマスメディアも同じだろう。スポンサーは〝神様〟なのだから。平伏追随はマスコミ人の処世術。だから「笑いの医療」の先導者カズンズやアダムスについての報道は皆無に近かった。彼らは難病もの、闘病ドラマは大好きだが、クスリを使わず「笑い」で治す……などといった物語や主人公はマズイ。スポンサーの製薬会社などに〝迷惑〟がかかってしまう。そこでお得意の〝自主規制モード〟が作動する。

よって国民は、いつまでたってもカズンズもアダムスも知らず、自らが持つ「笑い」の奇跡の効用にも気付かず、ガン患者なら、まるでベルトコンベアに乗せられたように三大療法の〝屠殺場〟に送り込まれていくのだ。

●国は二つの国家資格でモタモタ……

二〇〇五年二月一六日、自民、公明、民主の三党は「医療心理士を国家資格にする」法案に合意した。「心が医療に大きな影響をおよぼす」ことを、政府も認めざるを得なくなってきた。現在、医療現場で心理療法や心理判定にたずさわっている医療スタッフは全国で四〇〇〇～五〇〇〇〇人程度。かれらには協会認定の「臨床心理士」（認定者、約一万二〇〇〇人）資格はあっても、公的な国家資格は与えられていなかった。わたしはすでにこう書いた。

「さらにオランダのような臨床道化師（お笑い看護師）などの資格も認めるべきだ。陰気なしかめっ面の〝医療〟など患者の方からごめんこうむりたい」（『抗ガン剤で殺される』花伝社）

ただし、ここでも族議員と縦割り行政がネックになっている。

「医療心理士」を国家資格に――と推進しているのは厚労族。いっぽうで「臨床心理士」を国家資格に――と推進しているのが文教族。つまり、心理カウンセラーに、国家資格が二つも存在する奇妙なことになる。「厚労族の超党派議員は『医療心理士』（仮称）の法案作成を進め、追いかけるように『臨床心理士』の国家資格化をめざす文教族の議員連盟からも、二〇〇五年四月一九日に発足。似たような二つの資格ができれば、カウンセリングを受ける人が混乱する……」（『東京新聞』二〇〇五年四月二〇日）

その族議員たちの〝陣取り〟〝綱引き〟こそ、お笑いコントみたい。議員懇談会の幹事役の前文科省の川村建夫議員も板挟み。「資格が二つあるとわかりにくい」の苦情に「一本化について真剣に考えたい」と漏らす。

どうにも、国家レベルの「笑いの療法士」誕生には、まだ道は遠そう……。

クリニック・クラウン――笑いで心に生命の灯を点す

●オランダで臨床道化師が活躍する

入院している子どもたちやお年よりを、笑いでなぐさめる。笑顔が浮かぶ。笑いがはじける。そんな病院なら、ほんとうに辛い病気も消えていきそうだ……。

すでにオランダではそんな道化師がいる。クリニック・クラウンつまり臨床道化師。そんな病院専属の道化師がコッケイなしぐさで笑いをふりまく。クリニック・クラウン財団は国民の寄付によって支えられている。大人の国だな……と思う。映画のアダムスは道化師の身振りを演じて病室の子どもたちの笑顔を誘うのだが、本物の臨床道化師が存在することに、ビックリする人は多いだろう。

じつはオランダのクリニック・クラウン一行は、二〇〇四年、日本を訪問している。大阪府のオランダ総領事の招きで来日、大阪、名古屋などの病院を回って、入院患者などの笑いを誘った。名古屋の病院では、感動的な光景に人々は息をのんだ。六か月失語症となっていた子どもがクラウンとの別れ際、「……ありがとう」とつぶやいたのだ。その場を想い浮かべると、涙が浮かぶ。アダムスの映画の感動と重なってしまう。

まさに彼こそは、このケアリング・クラウン（臨床道化師）の父。そのアダムス医師は、じつは二〇〇四年八月、来日。長野県などで地元高校生らと笑いの交流を深めている。カラフルな衣装を着た姿は本当に楽しそう。

●財団が養成・雇用し一一〇か所に派遣

日本でも、道化師に扮したボランティアたちによって、その活動は静かな広がりを見せている。「……入院患者や、その家族、災害地の人々など、心身の病などの苦しみを抱えている人のところにクラウン（道化師）が訪問し、笑わせたりして、楽しい時間を過ごすことにより、幸福感や心身の健康を高める活動をいいます」（大阪府パンフ）

ただし、かれらは「優れた表現者であるとともに、子どもの心理・発達、保健衛生、倫理規定、病院規則、自分の感情コントロール方法といった専門的な教育を受けたスペシャリスト」であることが必要。オランダのクリニック・クラウン財団は、臨床道化師養成だけでなく、きちんと雇用しているところがすごい。そして、笑いのプロたちをオランダ国内の小児病棟のある約一一〇病院に定期的に派遣して、子どもたちの心のケアをしているのだ。

●笑いへの思いをここに活かせ！

日本での活動はまず、〝笑いの都〟大阪で産声を上げた。オランダのクリニック・クラウン財団の協力を得て、二〇〇五年、日本クリニクラウン協会（ＮＰＯ法人）が発足。今は、若いひとたちを中心に、たいへんなお笑いブーム。お笑い番組も花盛り。お笑い芸人をめざす若者も多い。

ただし吉本の舞台や、テレビのお笑い番組だけが、あなたたちの舞台ではない。本当に笑いを求める人々は、病院のベッドの上や老人ホームのひっそりとした部屋の隅にいる。あなたの笑いへの思いは、そここそ真実の生命の炎を燃やすことだろう。

■問い合わせ：日本クリニクラウン協会（http://www.cliniclowns.jp）

〝笑み筋体操〟――脳は「笑ってる」と解する

●顔筋をグニュと動かす「笑いの効果」

「笑い」と同じ効果が得られる運動もある。林准教授（筑波大）が勧めるのは次の方法。それは〝笑み筋体操〟と呼ばれ、健康運動指導士の岡村聖子さんが指導している。

①両手ひらをこすり合わせ温める。②顔を覆い筋肉をほぐす。③人差し指と親指で両頬を丸くつまむ。④〝タコ焼き〟状態の頬筋を外回し。⑤つぎはクルクル内回し。⑥パッと両手を開く――（図9-1）。

そのご面相が滑稽で吹き出す。まるでにらめっこ。おまけに「グルグル……おいしいな」と声を出しながらやるので会場は大爆笑、苦笑いの渦。「バカじゃないの」と呆れ果て笑いこける人も。

つぎに⑦おでこを横に引っ張り「いい……顔ッ」と口に出す。⑧同じく目、ほお、口、耳……

■とにかく顔の筋肉を動かすと、笑いと同じ効果アリ

図9－1

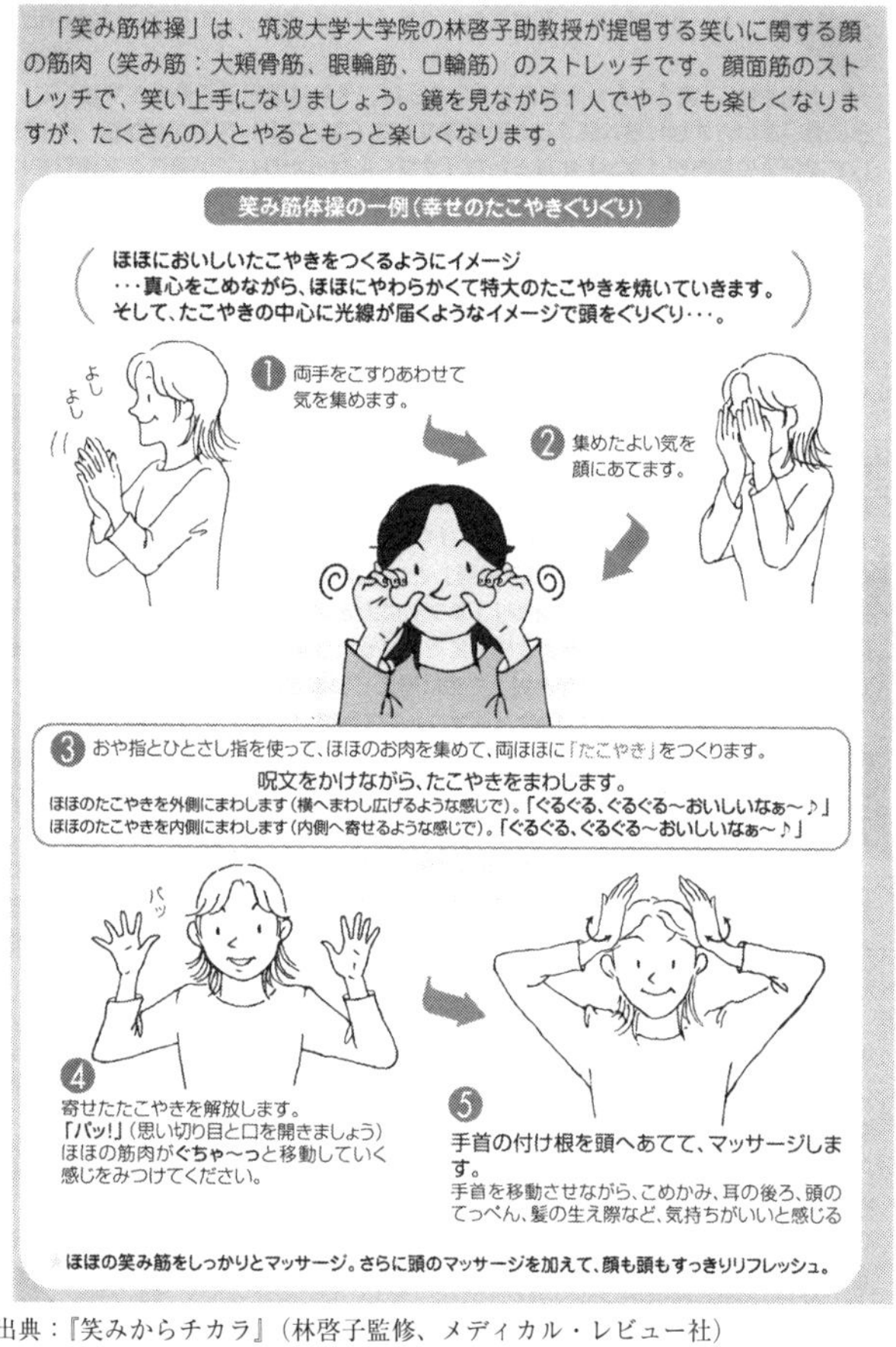

「笑み筋体操」は、筑波大学大学院の林啓子助教授が提唱する笑いに関する顔の筋肉（笑み筋：大頬骨筋、眼輪筋、口輪筋）のストレッチです。顔面筋のストレッチで、笑い上手になりましょう。鏡を見ながら１人でやっても楽しくなりますが、たくさんの人とやるともっと楽しくなります。
笑み筋体操の一例（幸せのたこやきぐりぐり）
ほほにおいしいたこやきをつくるようにイメージ
･･･真心をこめながら、ほほにやわらかくて特大のたこやきを焼いていきます。
そして、たこやきの中心に光線が届くようなイメージで頭をぐりぐり･･･。
よし よし
1 両手をこすりあわせて気を集めます。
2 集めたよい気を顔にあてます。
3 おや指とひとさし指を使って、ほほのお肉を集めて、両ほほに「たこやき」をつくります。
呪文をかけながら、たこやきをまわします。

ほほのたこやきを外側にまわします（横へまわし広げるような感じで）。「ぐるぐる、ぐるぐる～おいしいなぁ～♪」

ほほのたこやきを内側にまわします（内側へ寄せるような感じで）。「ぐるぐる、ぐるぐる～おいしいなぁ～♪」

パッ
4 寄せたたこやきを解放します。
「パッ!」（思い切り目と口を開きましょう）
ほほの筋肉がぐちゃ～っと移動していく感じをみつけてください。
5 手首の付け根を頭へあてて、マッサージします。
手首を移動させながら、こめかみ、耳の後ろ、頭のてっぺん、髪の生え際など、気持ちがいいと感じる
ほほの笑み筋をしっかりとマッサージ。さらに頭のマッサージを加えて、顔も頭もすっきりリフレッシュ。

出典：『笑みからチカラ』（林啓子監修、メディカル・レビュー社）

と、順番に引っ張り、離した瞬間に「……顔！」と元気に。「アホくさくて、ほんまに笑ってしまいますわ」の声。この「顔筋体操」……やはり「笑い」と同じ血糖値抑制効果が確認されている。そのメカニズムは、研究中とのこと。林准教授の仮説では……頬筋肉と目の回りの眼輪筋は「直接、脳神経につながっている」ので「笑ったときと同じ状況が脳内で作り出されるのではないか」という。つまり、破顔一笑……の動きを顔の筋肉にさせるだけで、脳は笑っていると勘違いして、笑いの生理反応を引起こすのだろう。これは、「つくり笑顔でも同じ効果がある」ことを証明した伊丹医師の研究にも通じる。

全身スマイル体操――腹から笑い、体をおおいに動かす

●「狂言」に通じる腹式呼吸と動作

とある建物の二階――。階上から「ウッフフフ、うきうき……」という男女の声。二階は壁面が鏡張り。そこで数十人の男女が、腹を抱えて笑い、体全身を動かしている。両手をブラブラさせ、体をゆすって、笑い声を上げる。

全身を〝笑顔〟にするための体操だ。

神原泰三さん。ヒューマンヘルス研究会代表。さらに笑い学会会員。笑いを取り入れた独自の健康法を提唱、実践して注目されている。独自のスマイル体操には、五種類あるとか……。

(1) あっはっは体操：①脚を開き目にして立つ。②手は親指を開いて、おなかの前でかまえる。

③「はぁー」と声を出しながら両手を開き腰に当てる。④「あっ！」と天井を向いて発声して、⑤「……はっはっは」と反らした背と両手を前に戻しながら笑う。①〜⑤をくりかえす。これを見てわたしは、すぐに「これは狂言だ！」と思った。これは古代から伝わる滑稽芝居。その所作にそっくり。狂言の舞台では、この「はぁー……あっはっはっは」を繰り返すのだ。

似たような体操に、

(2) いっひっひ体操：エネルギーを高める作用があるので元気がないときにおすすめ。①両手の親指を立てておなかに当てる。②腰ヒモをギュッと絞るように両手を広げ、腰、膝を締める。③このとき「ヒィーッ、イッ、ヒッ……」と笑いながら、④両手を開き、あお向けに体を反らす。①〜④を繰り返す。

(3) えっへっへ体操：やはり同じように腰に片手を当て、もう一方の手を頭上にあげ「えー……っへっへ」と笑いながら体を横に倒す。これを繰り返す。

(4) おっほっほ体操：両手の平でものをすくい上げる動作をしながら、体を後ろに反らし「おー……っほっほ」と笑う。これを繰り返す。

(5) うっふっふ体操：両手の平を外側に向けて開き、「うー……っふっふ」と繰り返す。五つの体操は、一つずつ効果は違うという。それぞれ気の流れの「経絡」を刺激して全部のエネルギーが流れるようになる、という。自分の殻を破るのに最適……。

(6) わっはっは気功：①「わっ」で両手を前に出して〝輪〟をつくる。②「はっ」で両腕を〝ハ〟の字に開いて胸を張る。③「はっはっは……」のリズムに合わせて①〜②を繰り返す。

笑いは横隔膜を上下させ、腹式呼吸になるので、運動効果もある。

演歌療法――「カラオケ・ドクター」の面目躍如

●カラオケにも素晴らしい医療効果あり！

いいかえるとカラオケ療法。そういえば末期ガンの五年生存率五割以上……という奇跡的治癒率を誇る中国の「上海ガンの学校」の教えは、一に「笑うこと」、二に「歌うこと」であった。「笑い」と「歌」には共通項が多い。まず、腹から声を出す。歌ううちに笑顔がわく。歌うことは自己解放だ。つまりストレスから解放されている。

カラオケでマイクを握っている人は、ほんとうに幸せそうだ。自分の世界に酔っている。だから、いいのだ。『「演歌療法」で若返る』（コスモトゥーワン）という本が注目されている。著者は医学博士の周東寛氏。博士はユニークな演歌療法の実践者で、日本テレビの『おもいッきりテレビ』などで「カラオケ・ドクター」として有名。こういう自由奔放なドクターは大好きだ。

この本は「自ら実証した〝若返りのための技〟を全公開！」とある。なるほど専門的な医学情報が、じつにわかりやすくイラスト入りで解説。さすがに医学博士、カラオケでご機嫌になるのはだれでもわかるが、それを医学的に実証したところがスゴイ。ノーマン・カズンズ同様、これは笑い療法と並ぶ歌唱療法として、おおいに着目実践されるべきだと思う。

●カラオケ博士のおすすめ一二大効果

博士が実証した「健康カラオケ」〝若返り一二効果〟とは——。

①**免疫力アップ**（これはアンチ・エイジング「老化防止」効果にも）

②**ストレス発散**（精神安定効果あり）

③**運動効果**（腹式発声で、ダイエット効果も）

④**血行促進**（血圧安定効果など）

⑤**「カラオケ・ハイ」**（「笑いハイ」効果も）

⑥**「幸福ホルモン」効果**（β-エンドルフィン分泌）

⑦**女性ホルモン安定効果**（女らしく魅力的に）

⑧**脳にアルファ波**（ゆらぎ効果）

⑨**内臓活性**（あらゆる臓器快調）

⑩**「音楽療法」**（さらに表現療法効果）

⑪**情報交換**（交流の効果）

⑫**家族の交流**（絆、連帯が深まる）

……なるほどカラオケ好きのおじさん、おばさんに、元気一杯の人が多いのもうなづける。これらは、まさに歌唱療法の効果そのもの。なまじ病院で、しかめっ面のお医者さんに指導されるより、カラオケ仲間とグラス片手にワイワイ盛り上がる方が、はるかに楽しい。医学的効果もケタ外れだろう。病気でクヨクヨ、ウジウジして病院に行って恐ろしい治療を受けるくらいなら、カラオケにくり出し、オハコの歌を歌いまくるほうが医学的にもはるかに正しい。

●病院にもカラオケルームを設置せよ！

周東博士が「この歌い方を身につけるだけで、心と体の健康が、みるみる変わる！」という歌い方、マル秘テクニックは「腹式発声マスター法」「歌詞を丸暗記法」「体を使っての表現法」「歌唱力上達法」さらに「持ち歌を増やす」「最後まで歌い切る」。秘訣があふれ、ユカイになる。大賑やかなカラオケ店にいる気分に浸らせてくれる本だ。

ひとつ提案したい。大病院にも、ぜひカラオケルームを設置して欲しい。入院患者さんたちが、そこで思いっきりカラオケに興じ、さらにダンスを踊ったりする。お酒もビール一、二杯はＯＫとする。すると患者同士の交流も深まり、患者の免疫力は各段にアップするだろう。ガン患者ですら治ってしまう可能性は高い。それでは薬屋も医者も商売あがったり……ですか？

「笑い講」――みんなで大笑いするユカイな祭り

●鎌倉時代から伝わる大笑いの儀式

伝統芸能の「狂言」も、その狙いは腹の底からの笑い。

本能的に、人類は芸能などに〝健康法〟を取り入れている。同じように「笑い」を伝統行事で実践することも、行われてきた。

その典型が、山口県防府市に伝わる「笑い講」という祭り。毎年、恒例の祭りに男衆は羽織袴の盛装で参加する。それから正座して御幣の榊の枝を各々かかげて、口をこれ以上は無理というほどに開けて腹の底から笑う。全員が大声で笑う。じつに愉快な祭りである。「笑い」は昔は神様と人を結び付けるはたらきがあったことから始まった。その年の収穫を神様に感謝して、来年の豊作を願い、神様に「笑い」を奉納する意味が込められている。

この「笑い講」の起源は、鎌倉時代の一一九九年（元治元年）にまでさかのぼると聞いて驚いた。なんと八〇〇年以上もの歴史。わずか二一軒の農家で行われ、それが連綿として今に伝えられていることも、「笑い」パワーの凄さといえる。

この世界に誇る「笑いの祭り」に、部外者として初めて参加したのが日本笑い学会の井上宏会長であったことも、微笑ましい。その笑いっぷりがおおいに褒められたという。

●ヨガにもある〝笑いの行法〟に通じる

そういえば五〇〇〇年以上の歴史があるヨガの修行の一つに〝笑いの行法〟がある。

やはり、腹の底からハーッハーと大声で〝笑う〟。

最初に取材したのは私が二〇代半ば。「おかしくもないのに、奇妙なことをやるもんだな」と不気味に感じたが、伊丹医師の実験でわかるように、笑うふりをするだけで笑いの効用はある。だから笑いと同じ呼吸、表情をすることは、健康法として、きわめて合理的なのだ。また、笑うふりをしているうちに、じっさいにおかしくなり、本当に笑ってしまうことも、内外研究で指摘されている。

笑いの学会――人を健康に、世界を平和に！

これこそ医療と平和のための最高の学会である。

日本笑い学会……なんと嬉しい学会だろう。

「一九九三年七月九日、〝泣く日〟に笑い学会をやろう。笑いは学問や……といううけったいな御仁たちが、集まって始めた会も一〇周年を迎え……」

同会副会長、昇幹夫さんの思い出話、「……会員は全国にわたって一〇〇〇人を超え支部も一四という大所帯に成長しました。時代はますます不透明で閉塞感がひろがっています。だからこそ景気対策より元気対策、笑いが大事なのです」。

●笑い飛ばしてガンを治そう！

機関誌『笑い学研究』（№10、２００３・７）の巻頭エッセイのタイトルは「笑い飛ばしてガンを治そう」と威勢がいい。

「ガン検診の結果はどうでした？　定期検診の結果を気楽な気持ちが聞きに来たところ、『実はちょっと気になるデータが……』と言われたとたんへナへナと座り込んでしまった、なんてことがあるでしょう。さきほどまでと、体は何も変わっていないのに、何が変わったのでしょう？気が病んだ、それが病気という意味です。だからワクワクした気持ちになると体も元気になるんです」

「……幸せ、不幸は別々にあるわけではなく、そう思う自分の心があるだけなのです。ヤヤコシヤー、ややこしやー」

●末期ガンから生還！　一二四名の〝奇跡〟

ガン治療も同じことだ。昇さんは、その〝奇跡〟の例をあげる。

二〇〇三年四月一九～二〇日、東京都調布市で一つの感動的なイベントが開催された。末期と宣告されたガンから生還した一二四名が一二〇〇人のガン闘病者たちに語りかける「一一〇〇人集会」。主催はＮＰＯガンの患者学研究所。よびかけたのは自らもガン体験を持つ元ＮＨＫディレクター、川竹文夫さん（前出）。その一三年前に腎臓ガンで手術を受け、自ら生還された方だ。彼はこの研究所を立ち上げ、全国のガンに悩む患者や家族たちを救い励ますため日夜奮闘しておられる。この集会はその願いを大結集したものだった。

この「一一〇〇人集会」に全国から旅費、宿泊費など全て手弁当で駆け付けてこられた元患者さんたちの熱意、誠意に圧倒される。その体験とは――。**▼二つも三つもあるガンから生還▼肝臓転移で余命三か月だったのが六か月後にガンが消えた！▼胸水、腹水がたまった末期の卵巣ガンで心停止、一〇時間の意識不明から生還して一三年▼ガンセンターで三年生存率一％と宣告された肺ガンが完治して八年▼故逸見アナと同じスキルス性胃ガンで同じ病院で「治せない」と言われナント今一九年目……**などなど。

ほとんど医者が見放した末期ガンだった人ばかり。その生還者たち一二四人が次々に登壇した〝奇跡〟の体験を発表したのだ。

●「ガンは治る」「ガンちゃんありがとう」

『笑い学研究』の副会長は綴《つづ》る。

「……ここまで見せられると末期ガンは不治というのは間違い。それも、手術、抗ガン剤、放射線という三大療法だけでは治らない。原因として悪い生活習慣、体に悪い食事、そしてガンは治らないという誤った思いこみと、落ち込む心を改善すればこんなにもよくなっているのです」

「発病前と大きく違うのは、普通に生活できることが、どんなにありがたいことかと感謝できるようだれもがなります。そして積極的に笑いの多い生活、明るい前向きな生き方をするようになります。『ガンちゃん、ありがとう！』と言う方もいます。そして、ガンが治った今の方がガンになる前よりももっと豊かでいい人生だというのです」

●くよくよも一生、けらけらも一生……

笑い学会の創設者は、こう語りかける。

「くよくよするも一生。けらけらするも一生。どちらを選びますか？」

「行き着く先が同じなら、花を愛でたり風景を見たり、のんびりとスローライフを楽しんだらいかが」

「今は三人に一人がガンになる時代。今日は人の身、明日はわが身です。だからこそ楽しく笑うことは、ガンはもちろん、ほかの未来の病気（未病）も癒す妙薬なのです」

さらにこうユーモアあふれる提案で締めくくる。

「……そもそもガンという病名は音の響きがよくありません。ガンをやめてポンにしたらどうでしょう。国立ポン研、肝臓ポンに乳ポン、ちっとも怖い感じがしないでしょう。笑ったあなたの顔はステキです。あなたの笑顔、なによりクスリ。おはようからおやすみまで笑顔が一番！」

●多くの研究者、医師も参加。あなたも！

私も吹き出した。驚いたことに、この「笑い学会」に参加される医師、研究者の方々が、大変に増えている。本書にも登場される村上和雄教授、伊丹仁朗医師、木俣肇医師……などなど。笑いと治療の研究者のほとんどが「笑い学会」を評価し、支えているのだ。ちなみに会長は関西学院大学（総合情報学部）井上宏教授。井上会長も著書で呼び掛ける。「ストレスも不景気も笑い飛ばして生きようやないか！」「免疫力を高め、難病まで治す笑いの力（パワー）。人間の心と体を元気にし、社会の毒素も浄化してくれる」（『笑いが心を癒し、病気を治すということ』素朴社）

私も遅れ馳せながら会員の末席に名を連ねることにした。

■あなたも笑いの学会へ――

図9－2

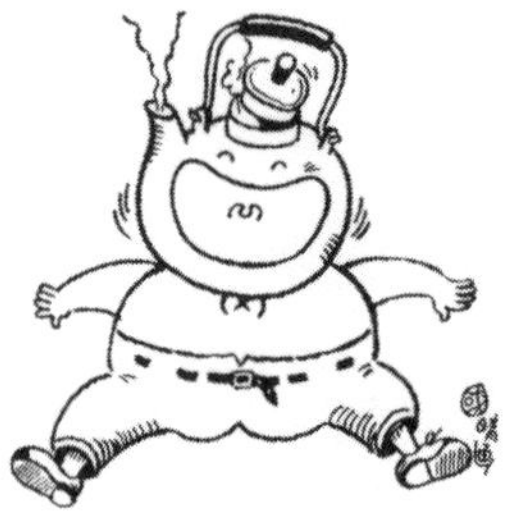

あなたも参加してください。笑いの輪が広まれば、それは人類最大の不幸の戦争を地上から無くすことすら可能なのだ（図9-2は「笑い学会」の「おへそでお茶を沸かす」シンボルマーク）。

■問い合わせ：日本笑い学会　〒530-0047　大阪市北区西天満4-7-12　昭和ビル201　☎06（6360）0503

〝世界笑い旅〟――愉快なアメリカ市民グループ（WLT）

●草の根民主主義こそアメリカの底力

私は、これまで二回、アメリカ市民グループを現地で取材してきた。

この国には草の根（グラスルーツ）と呼ばれる多種多様な運動がある。消費者運動から環境保護さらには原発反対、有機農業、ベジタリアンなどなど……驚くほど活動内容も多彩多様。これらは草の根民主主義（グラスルーツ・デモクラシー）と呼ばれ、アメリカの底力である。そのアメリカに〝世界笑い旅〟（World Laughter Tour）という風変わりな市民団体があることを知った。

その目的は――「笑いの効用」をガン患者や他の健康支援グループに広めること。WLTは、まず冒頭に「快活な心は薬のように効く」の諺を掲げる。さらにノーマン・カズンズの至言。「笑いは、あらゆる積極情緒への〝大使〟である」「腹から笑ったり、積極感情を持てば、それは狼狽、抑うつ、絶望を食い止めてくれる。私たちは癒しの〝医師団〟をもっている」。バイロン卿の「笑えるときはいつでも笑うがよい。それは安上がりの薬なのだから」という金言もうなづける。

●あらゆる人々に笑いを！

ＷＬＴの活動内容は——。

①他の支援グループと協力：笑い療法の指導者の技術を向上させる。「笑いの同好会」などの指導。支援グループへの参加者、患者、その友人、家族に「笑い療法プログラム」提供する。それは「笑いの力」を精神と身体間に複合的な治癒能力をもたらす。一方で人生を積極的に楽しむスキル（技法）プログラムを提供する。

——もし、あなたか知り合いが様々な病気の支援グループメンバーだったら、心に刻んでください。ガン、心臓病、糖尿病、関節炎、狼瘡、その他の患者を救うのは……態度と感情なのです。それは病気に克ち、癒し、回復させる力の一部です。私たちにご連絡ください。「笑いの治癒プログラム」がどんなにお役に立つかお知らせします。

②「笑い療法」指導者の派遣：ＷＬＴは全米とカナダに「笑い療法」指導者を派遣します。かれらは各地の笑いの同好会に笑いの治療効果について指導し支援グループの討論もコーチします。これら派遣指導者の訓練は、必要な知識、技能、価値を備えたボランティアによって実施。訓練プログラムは支援グループの環境に応じ効果を発揮するように設定されます。

③「笑いの癒し」プログラム：多くの目的があります。まず参加者の絆を強め、さらに、参加者は、情緒、態度、笑いやユーモアこそが、人生のゴールまでその良質さを保ち、療しの効果を上

げてくれることを学ぶ。

④医学アドバイザー：プログラムの医学的アドバイザーはS・エイザーバーグ博士（サンディエゴ・ガンセンター）が担当。博士は「笑い」がガンに及ぼす効果について独自の考えを持っています。さあ――。助けを求めているところなら、どこへでも「笑い」の支援を送りましょう。

――さらにWLTは、他の「笑いと治療」窓口の紹介とネットワークづくりなどの情報サービスも行っている。

WLTホームページの「あとがき」……「WLTは、あなたの関心、支援、寄付、協力に、全力でお応えいたします。それは笑いと共に生きること。それは愛と平和、健康と癒しを広めることなのです。あらゆる人々に笑いを！」。

　プロジェクト代表者は、R・トリーバーおばさん。代表はS・ウィルソンおじさん。理事会議長の〝Chairman〟が〝Cheerman（陽気な人）〟と駄洒落で笑わせる。載っている写真も愛すべき笑顔。こんな市民運動、日本でも見習いたい。

■“レッツ・ラーフ！”笑いを広める市民運動が続々誕生中

図9－3

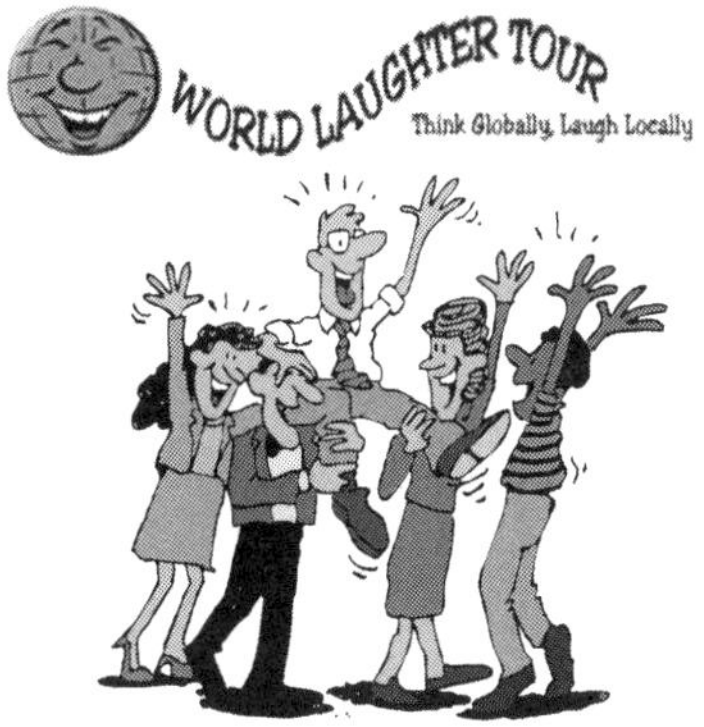

http://www.worldlaughtertour.com
出典：米市民グループ“WLT”ホームページより

第10章　ガンは気持ちで治る！
——心理療法（サイコオンコロジー）の奇跡

七七倍差！——「引きこもり」「依存型」のガン死亡率

●「自律性」の無い人はガン死亡率七七倍！

「気持ちでガンは治るの？」と聞かれたら、「治る」と断言できる。

患者の「心」を変えさせることでガンを克服する。それが心理療法（サイコオンコロジー）だ。

ガンに罹《かか》る。そして治る。……いずれも「心」が大きく影響している。

免疫理論からもはっきり説明できる。ストレスで「心」が陰気になればガンに対する免疫力（NK細胞等）が減少し、（誰にでもある）ガン細胞が増大していく。マイナスの「心」がガンを増やすのだ。ぎゃくに「笑い」などで「心」が陽気になれば、免疫力（NK細胞等）が増大し、ガン細胞は縮小していく。これも、本書で紹介した多くの実験で立証されている。

よって「心」のタイプ、つまり「性格」でガンが「治りやすい」か「治りにくい」かも決まる。

そこで最も大切なのは「自律的」か否か、である。英国ロンドン大アイゼンク名誉教授の研究は衝撃的。約一三〇〇人を一五年間追跡調査したところ、「自律性のない引きこもる」性格の群は、約四六％がガンで死亡していた。一方「自律性がある」タイプは、なんと〇・六％しかガンで死んでいなかった！　セルフコントロール能力のあるなしで、ガン死亡率に七七倍もの大差が出たのだ。「心」のもちようで、これほどの落差……！

●ガンは〝心の病〟……NK細胞活性が低い

「……ガンは〝心の病〟でしょうね。内因性ですよ。外因性じゃないんですよ。〝病原菌〟は自分にあった……（笑）。問題はNK細胞活性が、低いんでしょうね。だから、いつも笑って、ほがらかで、まえむきに生き生きと生きている人はガンになりにくい」との高原喜八郎医師（西新宿クリニック）の話にはうなづける（『抗ガン剤で殺される』前出）。

アイゼンク報告には、おまけがある。「自律性」のないタイプの人々に「行動療法」を行い「自律性」を持つように「性格」を変化させたところ、一五年後のガン死亡率は一〇分の一以下に激減。「これは、『性格』と、ガン死亡率の因果関係を示した重要な研究である」（『東京新聞』一九九四年一一月三日）。

ファイティング・スピリッツ――前向きに立ち向かえ

●「闘争型」の生存率は「絶望型」の五倍

他にも同様報告がある（図10―1）。は英国学者グリアーの研究。ガン患者の性格を四タイプに分類して、十数年間、追跡調査して生存率を比較した。

それは――A：闘争心で対応した人。B：病気を否定した人。C：冷静に受容した人。D：絶望感に陥った人。

その結果にも、驚くべき大差が出た。

もっとも生存率が高かったのはA：「闘争心」（ファイティング・スピリッツ）でガンに立ち向かった人たち。ついでB：「病気を否定」した人。C：「病気を受け入れた」人と続き、D：「絶望感」を持った人は最低。なんと**A「闘争タイプ」は、D「絶望タイプ」の約五倍という驚異の生存率を示した**。この差はガンに対して「前向き」、「後ろ向き」か、あるいは「笑った」、「笑わない」かの格差と同等とみてよい。

さらに米国のスピーゲルは、八六人のガン患者を「一年間、心理療法をした」群と、「何もしなかった」群とに分類して一〇年間追跡調査。その結果「心理療法をした群の方が約二倍強も長生きしていた」。ここでもガン患者の「心」のケア……サイコオンコロジーの大切さが立証された。

■前向きに立ち向かえ！　その「心」があなたを救う

図10－1　ガン患者の心の状態と生存率

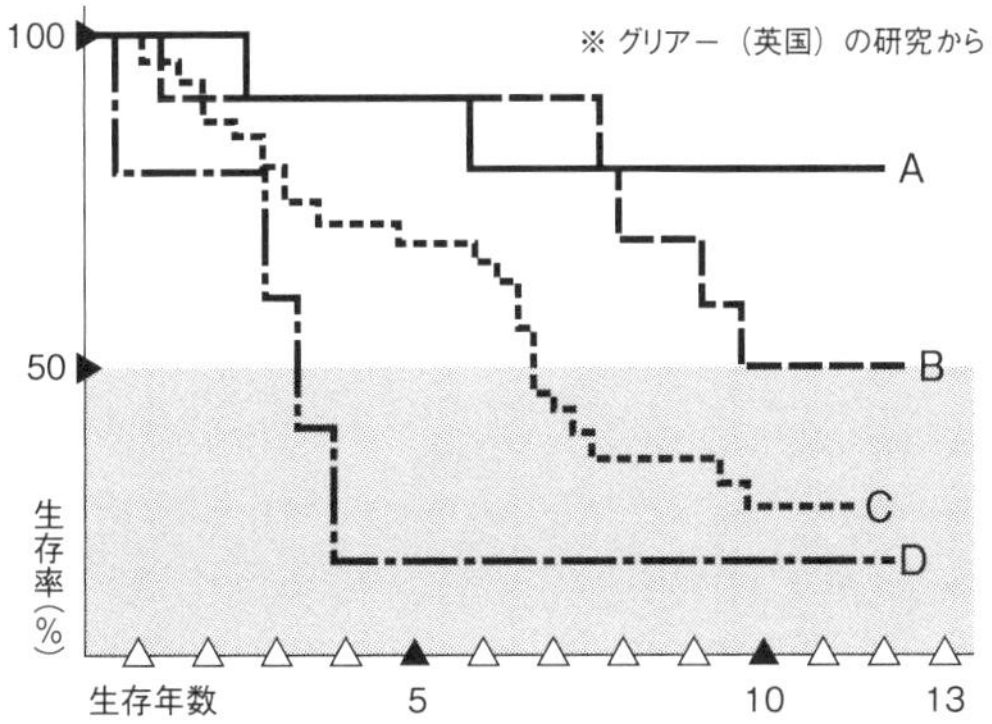

A：闘争心で対応した人　　C：冷静に受容した人
B：病気を否定した人　　D：絶望感に陥った人

出典：『気持ちでガンは治るのか⁉』（川村則行著、三一新書）

●ガンにかかりやすい性格がある

心理療法の入門書としておすすめなのが『ガンは気持ちで治るのか⁉』（三一新書）。編著者の国立精神・神経センターの川村則行研究員（医学博士）は国内でのサイコオンコロジーの権威。一般にガンの原因は、遺伝子DNAに起こる欠損、突然変異などの異常が蓄積してできるものと考えられている。しかし「それだけではない」と川村博士は言う。「体の中には、遺伝子上の間違いを蓄積させない〝防衛システム〟があり、その中にはすでにガン化した細胞を除去する免疫系の細胞や遺伝子DNAの間違いを訂正する酵素などがあります」（『東京新聞』一九九四年一二月二二日）。そして、「不安」「緊張」「悲嘆」「葛藤」など心的ストレスは、この〝防衛システム〟に悪影響を与え、ガンを助長する。「大小のストレスの受け止め方によって、憂うつ感、絶望感が持続することが、ガンを起こしやすくしている」という。

それなら「ガンにかかりやすい性格」とは——？

「タイプC」と呼ばれる人たちが「最もガンにかかりやすい」。それは「**▼温和で自己主張が弱く▼過度に協調的で▼忍耐強く調和を重んじ▼葛藤を避け従順で▼防衛的……**」（川村博士）。

ナルホド……と思い浮かぶ……のではないだろうか。一言でいえばストレスを溜めこんでしまうタイプ。また「**▼自己感情を理解しつつ▼その感情を抑えこみ▼強い感情表現を極端に避ける**」人もガンになりやすい。つまり感情表現が下手な人。こういう人は、なかなか「笑ったり」「怒ったり」できない。また**▼ストレスにうまく対処できず▼絶望感や無力感が強い人**も同じ。

つまりこういう人たちは、本当に〝いい人〟たちなのだ。というより〝いい人〟すぎる。「善人は早死にする」という諺を思い出す。一方で「憎まれっ子世にはばかる」という嫌な文句もある。わがままで、やりたい放題、好き放題……こういう困った輩《やから》が、えてして長生きするもの。「あの野郎は殺しても死なねぇよ」落語の愚痴にもあるくらい。しかし、人間、他人に迷惑をかけなければ、どう生きてもいいのだ。

〝いい人〟よ、ちょいワルくらいにはなれよ——とエールを送りたい。

幸福の源泉――幸せは自分の内にある

●自律性とは「幸福が身内から湧く」実感

「自律性のある」人のガン死亡率は「自律性のない」人の七七分の一……という冒頭のアイゼンク論文を思い起こしてほしい。

「自律性が高い」とは、具体的には「……『幸福感の源泉が自分のうちにある』と考えるタイプで、最もガンになりにくく、他の病気にもなりにくい」（川村博士）。

つまり幸福は他者から与えられるものではなく、自らの内から湧きいずるもの……と実感している人たち。ぎゃくに「自律性がない」とは「幸せの源泉は、自分のほかにあると感じ、依存的な傾向を示すタイプ」。アイゼンク博士は、さらに「依存タイプ」を二つに分類している。たとえば自分にとって大切な仕事や人を失ったばあい――「▼強い情緒的な反応を示さず▼落胆や挫折感を深める」（タイプ1）と「▼怒ったり▼興奮したり▼攻撃的に対応する」（タイプ2）。

研究の結果では「落胆型タイプ1が最もガンによる死亡率が高い」という。また「興奮型タイプ2は心臓病にかかりやすい」。これも、わかる気がする。

「手術や化学療法を受けないで（ガンが自然消失して）ガンから回復した患者は、すべて自律性が高かったとの報告があり、アイゼンクの研究とも一致しています」（川村博士）

●「性格」変えてガン死四六%から四%に

では、「性格」を変えて「ガンを防ぐ」あるいは「治す」ことはできるのだろうか？

「三つ子の魂百まで」などと言われる。つまり「性格は変えられない」が通念だが……。

「アイゼンクらは、ガンになりやすい『タイプ1』の人に心理療法を施し『自律性の高い』タイプに変えることで、『四六%だったガン死亡率を四%に抑えた』と発表している。私は臨床経験や海外の研究からも、心の持ち方ひとつで、ガンを予防でき、何種類かのガンは治せると考えます」と川村博士は確信をこめて語る。その方法は「自分のストレッサー（ストレスを起こすもの）にいち早く気づき、これまでのストレスの受け止め方や対処法を変えていくことをまず目標にする」ことを勧めている。またストレスへの対処などは「自分を客観視することが大事ですが、一人では難しいので自分の姿を映す鏡の役割を果たしてくれる心理療法士や医師の助けが必要。自律訓練法でリラックスする能力を高めるのもよい」という（『東京新聞』前出）。

「心がガンを防ぐ」とは、逆の意味で「心がガンを引き起こす」ことを意味する。『気持ちでガンは治るのか!?』（前出）では、その事例も紹介されている。それは「占星術を信じ、死期を早めた」例だ。米国の社会学者フィリップスは「産まれ年によって特定の病気で死ぬ」という占星術を信じる中国系アメリカ人の死因に着目。三〇年間の三万人の死亡診断書を調べた結果、たとえば気管支ガン、肺ガンで死んだ人の場合、占い通りに亡くなった人は、そうでない人より平均一・六年早く死んでいた。これに対して、占星術を信じていない白人にはこの差はなかった。つまり「この研究は、病気になり、その病気で必ず死ぬだろう……と信じることが自分自身の死期を早めてしまうことを示している」（『東京新聞』前出）。

――以上の解説を読むと、まさに「医学」とは「心理学」さらに「哲学」「宗教学」へとも重なっていることを痛感する。これらを排斥無視した現在のガン治療は、根本から間違っている。

●心でガンは治る！　〝不治の病〟はウソだ

「ガンは治る。進行性のガンも、手遅れになってしまった末期ガンも、やはり治る」

ＮＰＯ法人「ガンの患者学研究所」を主宰する川竹文夫氏は断言する。彼は元ＮＨＫの敏腕ディレクター。一九九〇年、自らも腎臓ガンに冒され手術。「早期ガンであったにもかかわらず、不安と恐怖、そして自らの運命を自分でコントロールできないという、やりきれない無力感……」。

そのとき閃いた。「ガンが治りにくいのは、治らないものだという誤った信念のためではないのか……」「医師、マスコミ、患者本人と周囲の人々……彼らによって、十重二十重に塗りこめられ、固められた誤った信念が、ガンを治りにくいものにし、そのことによってまた、誤った信念はさらに強固なものに育ってゆく……」。彼がガンは治ると断言するのは、「ガンの患者学研究所」では一〇〇〇人規模の大集会をいくたびも開催し、何百人もの完治した元ガン患者の証言を得ているからだ。

――ガンは治らない――という〝思い込み〟が、ガンを治らないものにしている。なんという皮肉。悲劇。まず、このガン産業によるマインド・コントロールの罠と虚妄に気付くべきだ。

心でガンは治る……！　その実症例は川竹氏の著書『幸せはガンがくれた――心が直した12人

の記録』（創元社）にこめられている。

■問い合わせ：ガンの患者学研究所　〒227-0033　横浜市青葉区鴨志田町569-1-17-105　☎045（960）3368　ホームページ http://www.naotta.net/

快楽ホルモン――「笑い」で脳から放出されNK細胞活性化

●「心」と「体」の情報ネットワーク

「心」が「体」に影響をおよぼすメカニズムも解明が進んでいる。

人体の情報系は①神経系②内分泌系③免疫系で営まれている（正確には④経絡系など「気」情報系が加わる）。

図10-2は、これら①～③情報ネットワークを図示したもの。上部の四角い枠内が「脳」（中枢神経系）だ。中央の**「大脳皮質」**→**「大脳辺縁系」**→**「視床下部」**→**（副腎皮質刺激ホルモン放出ホルモン）**→**「下垂体」**→**（副腎皮質刺激褒ホルモン）**→**「内分泌器官」**→**「免疫器官」**へとつながる太線は、ストレス刺激の流れを示す。

それは情報伝達物質（ホルモン等）に形を変えて、伝達される。「免疫器官」まで到達した刺激は、サイトカイン（細胞刺激物質）に変化し「免疫系」から放出され血液、リンパ液を通じて全身に広がる。一部は脳に逆流して、脳の中心部（視床下部、下垂体）に伝わり再度、脳を刺激

■ストレス刺激は全身ネットワークを駆け巡る

図 10－2　神経系 - 内分泌系 - 免疫系の構成

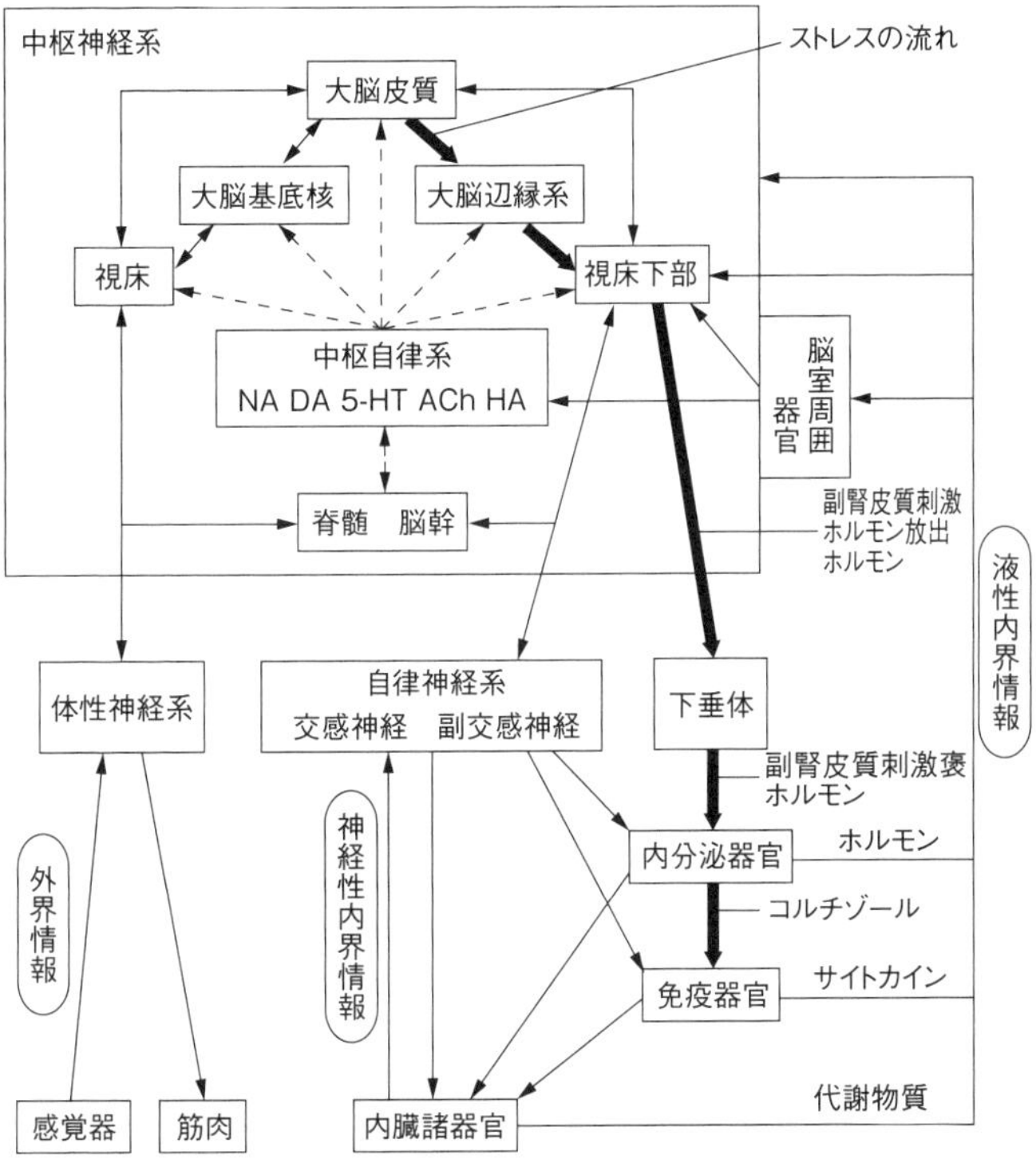

NA：ノルアドレナリン、DA：ドーパミン、5-HT：セロトニン、
ACh：アセチルコリン、HA：ヒスタミン

出典：『神経内分泌免疫学』（村松繁編著、朝倉書店）

■脳から出たストレス刺激が逆流して脳中枢を刺激

図10−3　サイトカインが免疫系から脳へと伝わる場所

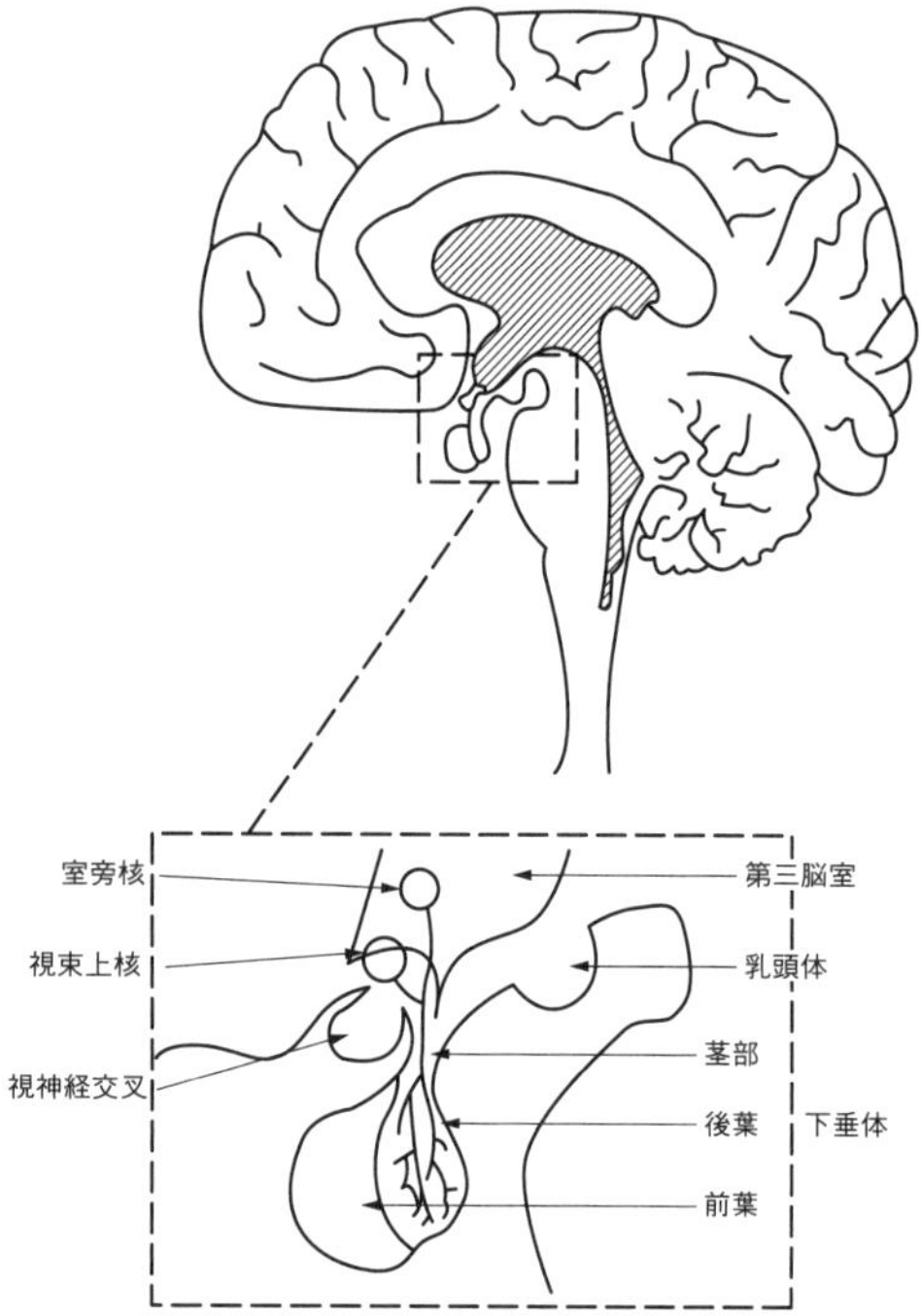

出典：『神経内分泌免疫学』（村松繁編著、朝倉書店）

する（図10-3）。

つまりストレス刺激は、**脳→①神経系→②内分泌系→③免疫系→脳**……とネットワークを循環し全身を駆け巡るのだ。この過程で**図10-2**の体内情報ネットワークのあらゆる部位にストレス影響が現われる。脳の「中枢自律系」からはNA：ノルアドレナリン（怒りホルモン）、DA：ドーパミン（興奮ホルモン）、5-HT：セロトニン（理性ホルモン）、ACh：アセチルコリン（神経伝達物質）、HA：ヒスタミン（アレルギー物質）などが放出され、それは脳の全部位を刺激し、脳はそれに反応し、全身にその〝刺激〟を伝えるのだ。

ここでは医学的、専門的な用語は覚える必要はない。ただ、一度脳が感じたストレス刺激は、形を変えて全身に拡散し、さらに一部が脳に逆流し、ストレスが〝増幅〟されていく現象に着目して欲しい。――嫌なことは、より嫌なことを導く――のだ。この不快刺激の連鎖を断ち切るためには、このサイクルに快感刺激を注ぎこんでやること。つまり「笑い」が生み出すβ-エンドルフィンなどの快感物質を注いで、不快刺激の暴走をスローダウンさせてやるのだ。

●正常値へ……「『笑い』のリセット効果」

多くの「笑い」の実験で血液成分が正常値に近付くことが確認されている。

たとえばNK活性やリンパ球など免疫成分も「正常より低めの人は上昇」し「高めの人は低下」するという現象である。身体は常に最適な状態を保とうとする働きがある（ホメオスタシス：身体恒常性）。これこそが生命の神秘、自然治癒力の源泉だ。「笑い」は、まさにこの「ホ

■笑いで血糖値を下げたのはインスリン作用ではない

図10－4　笑うと血糖抑制のインスリンも減少していた

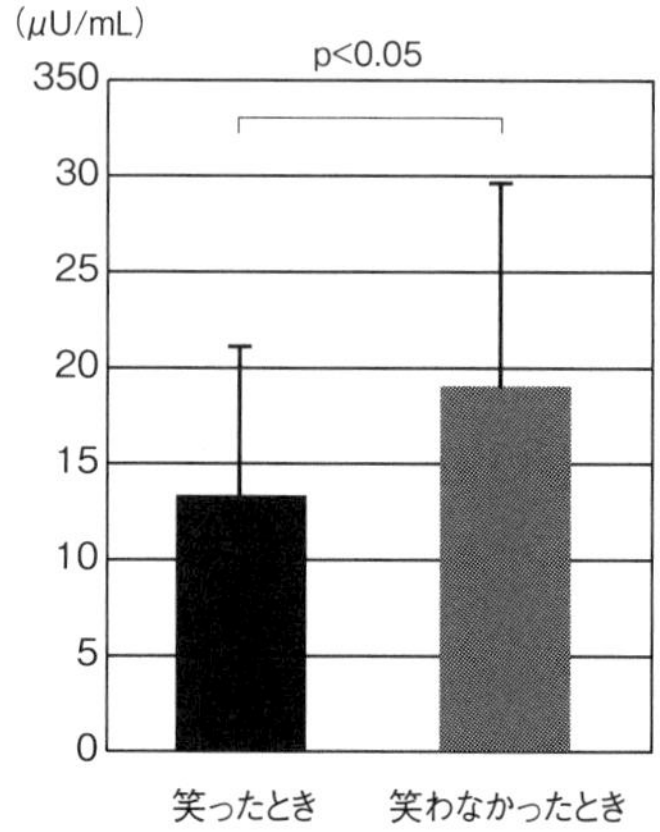

出典：「笑みからチカラ」（林啓子著、メディカルレビュー社）より

メオスタシス」の力を強める。つまり、「笑い」は自然治癒力を強める。「笑い」とリウマチの研究で知られる吉野教授は、この現象を「『笑い』のリセット効果」と名付けている。

つまり「ストレス」や「病気」で傾き、ぶれていた指針が「笑い」効果でピタリ中心軸に戻る。まさにリセット。生命活動が理想の原点に戻るのだ。

旧約聖書の「箴言《しんげん》」（一七：二二）には「陽気なこころはよい薬。陰気なこころは骨を枯らす」との警句があるそうだ。古代より人は真理に目覚めていた。

食後、漫才などで笑うことで血糖値上昇が「約四割も抑えられた」ことは、その値がほんらいの「ホメオスタシス」による正常値なのだろう。

ふだん血糖値を上昇させるホルモンはグル

カゴン、エピネフリン、コルチゾールや成長ホルモン類など沢山ある。外敵（ストレス）の攻撃に反撃するために筋肉に十分戦うエネルギーを供給しなければならないからだ。ところが血糖値を下げるホルモンはインスリンだけだ。「笑い」の実験で血糖値の上昇が抑制された――これは血糖値抑制ホルモンのインスリンが多量に分泌されたため、と思うだろう。ところが「笑う」とインスリン分泌も抑制されているのだ（図10-4）。つまり「笑い」で血糖値が下がったのはインスリンの抑制作用ではなく、コルチゾール減少等によるストレス緩和によるものだろう。しかし、そのメカニズムがすべて解明されたわけではない。

●糖尿病、心筋梗塞、脳卒中を防ぐ

いうまでもなく血糖値は、食事によって大きく変動する。職場などの健康診断では、まだ何も食べていない「空腹時血糖値」を測定する。その「血糖値」が正常範囲だと、みんなヤレヤレ……と一安心。「糖尿病の心配ナシだよ」と笑顔がこぼれる。ところが、最近、空腹時「血糖値」が〝正常〟でも油断できないことがわかってきた。食後「高血糖値」が現われる人は「糖尿病になりやすい」。さらに食後、急に血糖値が上昇する人は心筋梗塞や脳卒中の危険性まで数倍も高まることも判明。よって食後の「笑い」で血糖値上昇が四割も抑えられることは、即、糖尿病、心筋梗塞、脳卒中の予防につながる。

また「精神的ストレスも糖尿病の原因の一つと考えられるようになり、糖尿病は心身症である、とさえ言われています」（林准教授、前出）。

糖尿病の三大合併症は**①神経障害、②腎臓障害、③網膜症**だ。①は下肢に多く、感染、壊疽《えそ》から脚切断の悲劇にいたることも。②も深刻。わが国における人工透析原因の第一位が糖尿病による腎障害なのだ。③日本の失明原因の第一位は、糖尿病による網膜症である。**④心筋梗塞、⑤脳卒中**も同様。毎食後、リラックスした語らいと笑いで「血糖値」上昇を約四割抑えれば、これら五大疾患を激減させることも可能なのだ。それも、食後にアハハハと笑うだけで……！

目が笑う——大脳中枢が「笑い」感情に反応して

●目の周り「眼輪筋」が無意識に動く

よく「目が笑ってないヨ！」と言う。笑っているフリをしても、目は正直なものだ。〝心の窓〟とはよく言ったもの。心から笑うと目尻に皺ができ柔和なまなざしになる。それこそ、つくり笑いではない真実の笑みだ。このとき目の周りの「眼輪筋」と呼ばれる筋肉が無意識に動く。「最近の研究で、『眼輪筋』を動かす神経回路は〝無意識の脳〟である大脳辺縁系に端を発しているということがわかっています」と林准教授は解説する（『笑みからチカラ』メディカルレビュー社）。大脳辺縁系とは「大脳の奥、鼻の後ろのあたり」に位置している。この部分の脳は「海馬」（感情をコントロールする）と「扁桃体」（記憶を貯めておく）などから構成されている。この大脳辺縁系が外部からの刺激（情報）を受けとると、それに反応する様々な「感情」をつくりだす。私たちは外部の刺激に対して「嬉しい」「楽しい」「悔しい」「悲しい」など、様々な

「感情」が沸いてくる。それは、大脳辺縁系の「海馬」と「扁桃体」の〝しわざ〟だった。とうぜん「嬉しい」「楽しい」ときには眼輪筋など顔の筋肉は〝笑顔〟をつくりだす。「悔しい」なら〝渋い顔〟。「悲しい」なら〝泣き顔〟だ。さらに、この大脳辺縁系は「脳幹」などと連携してホルモン分泌、自律神経の調整もする。嬉しいときは快楽ホルモンのβ-エンドルフィンなどを分泌させ、自律神経は副交感神経を活性化させる。その結果、免疫細胞リンパ球（NK細胞など）が増えて、ガンや病原菌などが一掃され、健康になる……。

●「感情」に合わせホルモン、神経が反応

「脳幹」「視床下部」「視床」など脳中枢部は身体のコントロール・タワーだ。「大脳辺縁系でつくりだされた『感情』は、このコントロール・タワーに伝わります」（林准教授）。

その「感情」が「怒り」だったら、どうセンターは反応するだろうか？　そのとき「攻撃的ホルモン」をセンターは出すので、怒髪天を衝くような怖い形相になるのだ。「恋愛」の「感情」だとセンターは「瞳孔を開き魅力的な表情になるホルモンを分泌する……」というわけだ。

「……『笑い』のような『快』の『感情』では、セロトニン、ドーパミンや脳内麻薬といわれるβ-エンドルフィンなどが分泌され、気分がよくなり、苦痛が和らいで、ストレスが緩和されたり、気持ちが前向きになると考えられています」「生理的な笑いで眼輪筋が動くというのは、身体のコントロール・タワーが活発に活動している証拠なのです」（林准教授）

心と病気——心が病気を「起こし」そして「治す」

●病気の半数以上は心が原因だ

「笑い」と遺伝子実験から、心の変化が病気を治すことも立証された。「笑い」で遺伝子がプラスに発動する。ならば、ぎゃくに心の変化が、病気を引き起こす。これも、ありうることだ。マイナスの心の変化が、遺伝子をマイナスに発動するのだ。

「……病院に行かれる方の半数以上が、心が原因で病気になっている」と指摘するのは慶応大学医学部講師の阿部正医師（『病は気から』の医学』光文社カッパブックス）。

「……そんなばかな、とお思いの方も多いと思います。しかし、歯痛や腹痛、ぜんそくに高血圧、胃炎、心臓病、不妊症、神経や筋肉などの心とあまり関係がなさそうな病気にまで、心が働いていることが多いのです。骨折にすら、心が原因で起こるものがあります」

●遺伝子レベルで立証された「心身一如」

村上実験が証明した事実——心の変化が遺伝子をオン／オフする——に基づけば、「心の変化が病気のひきがねとなる」のも科学的に当然といえる。

東洋に伝わる「心身一如」思想は遺伝子レベルでも立証された。

「……病気は、ふつう細菌や毒物、体の故障で起こると考えられています。しかし人間には、心があって、この心からも病気が起こるのです。ところが、現代医学は体の面をおもにとりあげて発達したため、心は忘れられ、診察さえもしないで頭ごなしに体の病気と決め付けてきました」（阿部医師）

西洋医学が「心と体」のつながりに着目したのは一九三九年。ダンバーという学者が『心身医学』という雑誌を創刊している。日本では、それよりはるかに早く一七五七年、白穏禅師が「内観法」という注意集中法で「結核や神経質が治る」と提唱している。

一九一二年、大阪の開業医、原栄《はらさかえ》医師は「結核の治る、治らない……は、患者の心に関わっている」と精神面の作用を強調。また、石神亨《いしがみとおる》という医師は「結核の抵抗力が感情で影響される」ことを実験で証明している。この研究結果はアメリカ医学界でも発表され、かの国の医師たちを驚かせている。

さらに、戦後……。アメリカの「心身医学」が日野原重明《ひのはらしげあき》医師らの研究者によって日本に紹介され、注目を集めている。

しかし「心身一如」の医学は、東洋や日本が本家だ。一九六五年には九州大学の池見酉次郎《いけみゆうじろう》博士らの尽力でアメリカに一二年遅れて「日本心身医学会」が発足。ついで九州大学医学部に精神身体医学研究施設が開設され、後に有名な「心療内科」となる。慶応大学神経科にも一九六二年、「心身症センター」がスタート。これらが全国各地の「心身症センター」や「心療内科」の母体となった。

●感情が体をコントロールする

阿部医師（前出）は「感情が体をコントロールする」という。

「人間は感情の動物」とは、よくいったもの。たとえば「快」の感情である「喜び」「楽しみ」「満足」「安心」は人体に「拡大感」と「温感」を感じさせる。いずれも「幸福感」と呼べる身体状態だ。それは感情で、各々の遺伝子がオンになった結果であろう。

ぎゃくに「不快」感情である「不安」「寂しさ」「心細さ」などは、胸が締め付けられる「苦痛感」などをもたらす。これも、その肉体変化に関する遺伝子がオンになったのだ。

こうして「マイナス情緒が病気を起こす」（阿部医師）ことは、実験的にも確認されているのだ。さらに阿部医師は「体が感情をつくり」「感情は身体感覚の総和である」ともいう。これは「悲しいから泣くのではない」「泣くから悲しいのだ」という心身相関を意味する。これは「笑うふりをすると、楽しくなる」という実験結果と通じる。これこそが「心身相関」なのだ。とりわけ「呼吸器は体の影響を受けやすい」には納得。嬉しければ笑いがこぼれ、苦しければ溜め息がもれる。

●「悲しい」心がガンを生んでいた

さらに阿部医師は「ガンは精神的な影響が大きい」と断言。これは、ストレスでガンに対する免疫力（ＮＫ細胞）が減り、笑いで増える……という「笑い」実験結果からも明らか。

ガン原因に精神的な一因が働いている――という研究は欧米では一九五〇年代から盛んに行わ

れている。

一九六七年、英国グラスゴー大学のキッセン博士は五〇〇名の肺ガン患者を調査し、親兄弟、配偶者など親しい人を亡くした人が多いことを確認。また、もともと感情処理が下手で、しかも幼児期に不幸だった人に多い、という事実を報告。阿部医師も一〇年以上のガン患者の診察で「寂しい」「悲しい」ときに発ガンしていることをつき止めている。

●立証された「笑いの免疫学」

これは安保徹教授（新潟大学医学部）の「免疫理論」に基づけば、「寂しい」「悲しい」などのストレスにより交感神経が過度に緊張して優位となり、不快ホルモン（アドレナリン）分泌、そして顆粒球が増え活発化し、炎症・発ガン……というメカニズムをたどっているのだろう。

白血球の一種である顆粒球が増えると、相対的にガンと戦うリンパ球（NK細胞など）が減少する。ぎゃくに「笑い」「快感」では副交感神経が優位となり、快感ホルモン（アセチルコリン）が分泌され、リンパ球が増え活性化して、ガン細胞を攻撃し、解毒が速やかに行われ健康となる。

つまり、左のようなシステム――。

■A：不快感情（怒り、悲しみ）交感神経が優位↓アドレナリン↓顆粒球が増え活発化（↓炎症、発ガン）

■B：快感情（笑い、楽しみ）副交感神経が優位↓アセチルコリン↓リンパ球が増え活性化（↓

解毒・健康)

Aの不快感情のメカニズムをたどれば、最後に病気やガンにいたるのは、とうぜんだ。ぎゃくにBの快感情のメカニズムでは、最後に解毒による治癒・健康のごほうびが、まっている……。Bコースをたどれば、ガンの自然治癒ですら、まったくあたりまえのことになる。すでに一九七四年、日本でも九州大学(心療内科)の池見博士や中川博士らにより、ガンの完全な自然治癒例を五例報告している。

「いずれも宗教心の厚い人が生死を超越した心境で生活するうち、ガンが消えてしまった、ということだ。心の平安がいかにたいせつかがわかります」(阿部医師)

安保「免疫理論」でも、同様に「笑いの免疫学」は立証されたのだ。

飽食と抑うつ――ヤケ食いとウツ症は〝危険水域〟

●〝メタボリック症候群〟中高年二人に一人

糖尿病は、現代人の抱えている〝危機〟のひとつ。生活習慣病として知られる。しかし、本人に自覚症状のないまま進行するやっかいな病気。気付いたときには手遅れのばあいが多い。日本では予備軍もふくめ糖尿病患者数は一六〇〇万人を超える……。それは大人の六人に一人。まさに糖尿病は、いまや日本人の国民病といってよいありさま。最大原因は〝飽食〟〝過剰栄養〟にあることは、いうまでもない。腹八分に生きたかつての日本人には、無縁の病気だったのだ。しかし、いまや食い放題で増え放題……。

事態はさらに深刻だ。「〝メタボリック症候群〟中高年男性の五割が『危険』ゾーン」。これは二〇〇六年五月八日の厚労省発表（図10－5）。この〝メタボリック症候群〟とは、①高肥満（内

■飽食のツケ、中高年男性の５割が「危険」ゾーン

図10－5　メタボリック症候群の状況

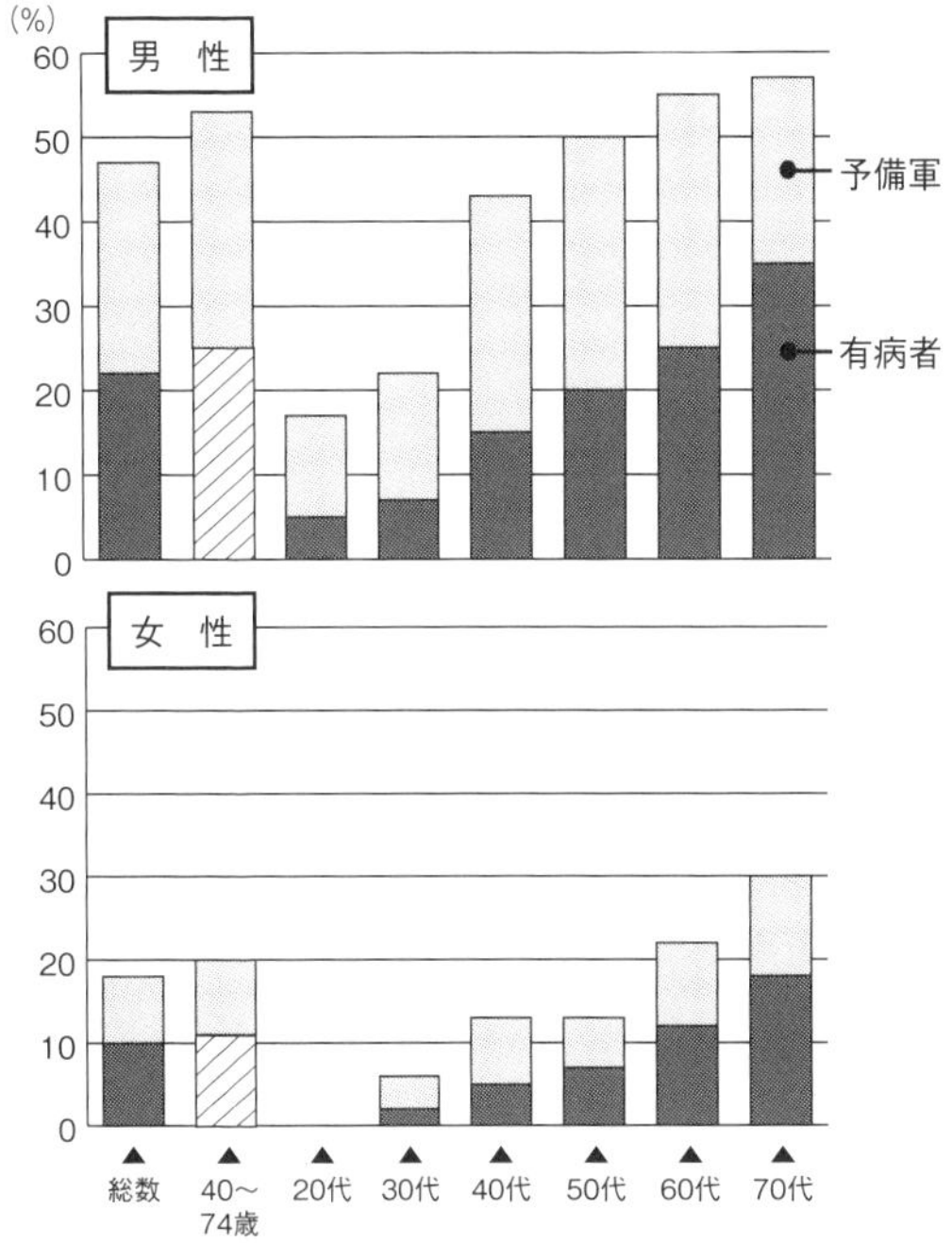

出典：「東京新聞」2006年5月9日

臓脂肪型)、②高血糖、③高血圧、④高脂血……の〝四高〟状態をさす。「放置すると糖尿病、脳卒中、心筋こうそくなどの危険が高まる」(厚労省)。

すでに有病者は、二〇歳以上で約一三〇〇万人に達する。さらに、一歩手前の予備軍が一四〇〇万人。つまり〝危険ゾーン〟の「有病者」「予備軍」合わせると、日本人成人の二七〇〇万人という仰天数値。とりわけ、四〇~七四歳の中高年男性二人に一人、女性五人に一人が、すでに「危険レベル」にある。

●格差社会で「笑い」が消えた……

飽食に次ぐ、第二の元凶がストレスだ。食後、漫才やコントで笑っただけで血糖値が下がるのだ。しかし、競争社会、格差社会で、世の中にギスギスした気分がまんえんしている。「笑い」のない高ストレス社会での高血糖は、高肥満、高脂血、高血圧に一直線だ。その結果〝メタボ〟の危険が中高年男性二人に一人となって、現われたのだろう。

連日報道される陰惨暗鬱な事件の数々に、心も沈む。自殺者は、ついに八年連続で三万人を突破した(図10-6)。

「格差は悪いことではない」と断言する冷酷非情な首相の下で、日本人の「笑い」「ゆとり」「やさしさ」は、さらに失われてしまった。

「競争社会で、落ちこぼれ、負け組にならないために、心を閉ざす、ホンネを隠す……」なんと悲しい社会だろう。なんと苦しい人生だろう。

■ああ……格差社会の悲劇。自殺8年連続3万人突破

図10－6　自殺者数の推移

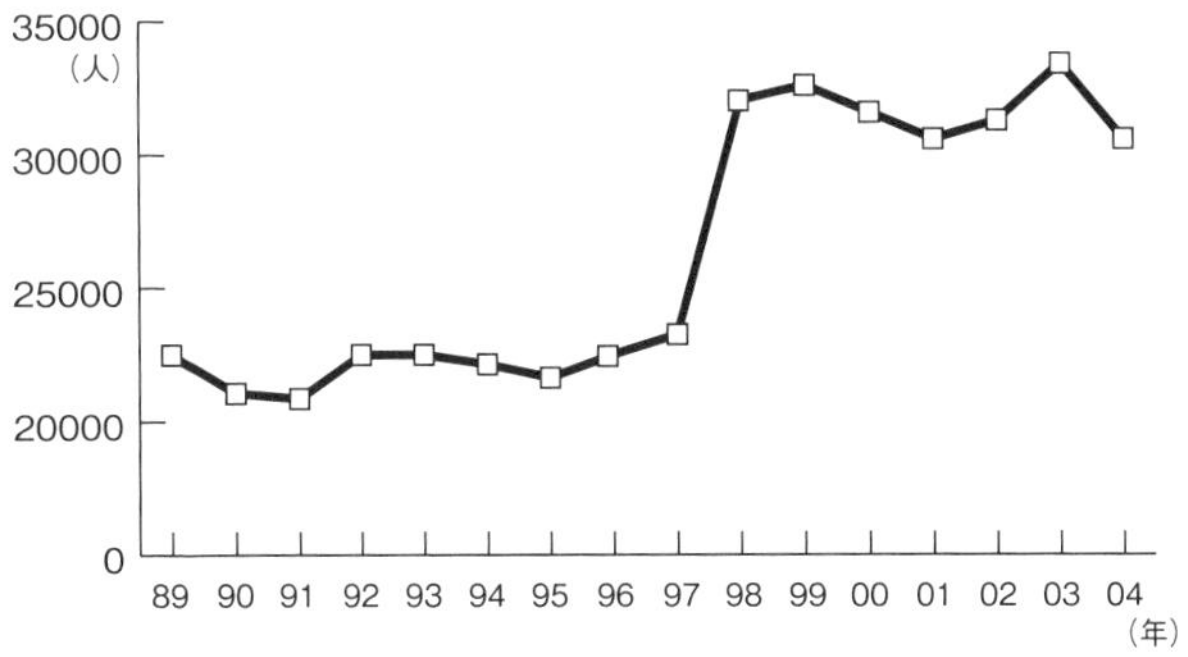

出典：「毎日新聞」2006年5月10日

そんな生き方の日常からは、「笑い」が生まれるわけがない。春風駘蕩、日々是好日……。そんな、おおらかな人生を人々が送るためには、各々の人生の容れ物である社会も、トゲのとれた丸みのある器《うつわ》に変わる必要がある。

「心の病」
——わずか五年で二・四倍も急増

●現代ニッポン人の心は病んでいる

最近、信じられないニュースが毎日流れる。わが耳、わが目を疑うような猟奇的事件ばかりだ。かつては聞いたことのない奇怪で奇妙な犯罪……の続発……。

日本人の心は深く病んでいるようだ。それは職場でも同じ。**図10-7**は仕事現場での「心の病」の相談件数の爆発的な伸びを示す（都労働相談情報センター調べ）。二〇〇三年度は相談者が「心の問題を抱えている」と自ら打ち明けたケースが男性四四二

■今や日本の勤労者の61.5%が「心を病む」惨状

図10－7　労働問題に絡む「心の病」

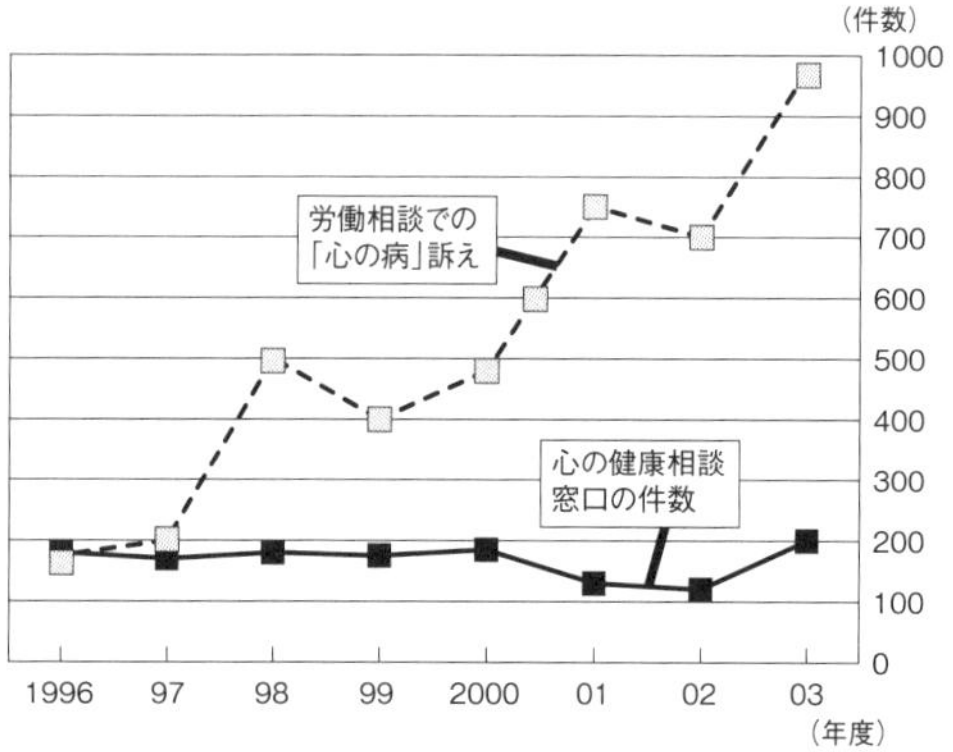

出典：「東京新聞」2004年9月24日

件、女性五二一件で、前年より一気に四三％も激増。それは五年前（一九九九年）の約二・四倍と爆発的に増えている。この背景には「不当解雇」「賃金不払い」など深刻な不況、さらに弱者切り捨ての格差社会の歪みが現われたのだろう。

自殺の急増とともに、現代人の顔から笑顔は消えているのだ。

●一〇人中六人が「心の病」を抱える

日本の勤労者の六一・五％が「職場で強い不安、ストレスに悩んでいる」と回答している。日本の働く人一〇人のうち六人が「心の病」を抱えている……！　わが耳を疑うとはこのこと。天を仰ぐ。うちサラリーマンなど男性六三・八％。ＯＬなど女性五七・七％（厚労省「労働者健康状況調査」二〇〇二年度）。ＯＬでは「最近、本気で自殺を考えた」というショッキングな回答が一二％もあった、という現実に心が凍る。しかし成人の六

■「心の病」労災認定は5年間で7.7倍と激増

図10－8　心の健康問題（精神障害など）の労災認定状況

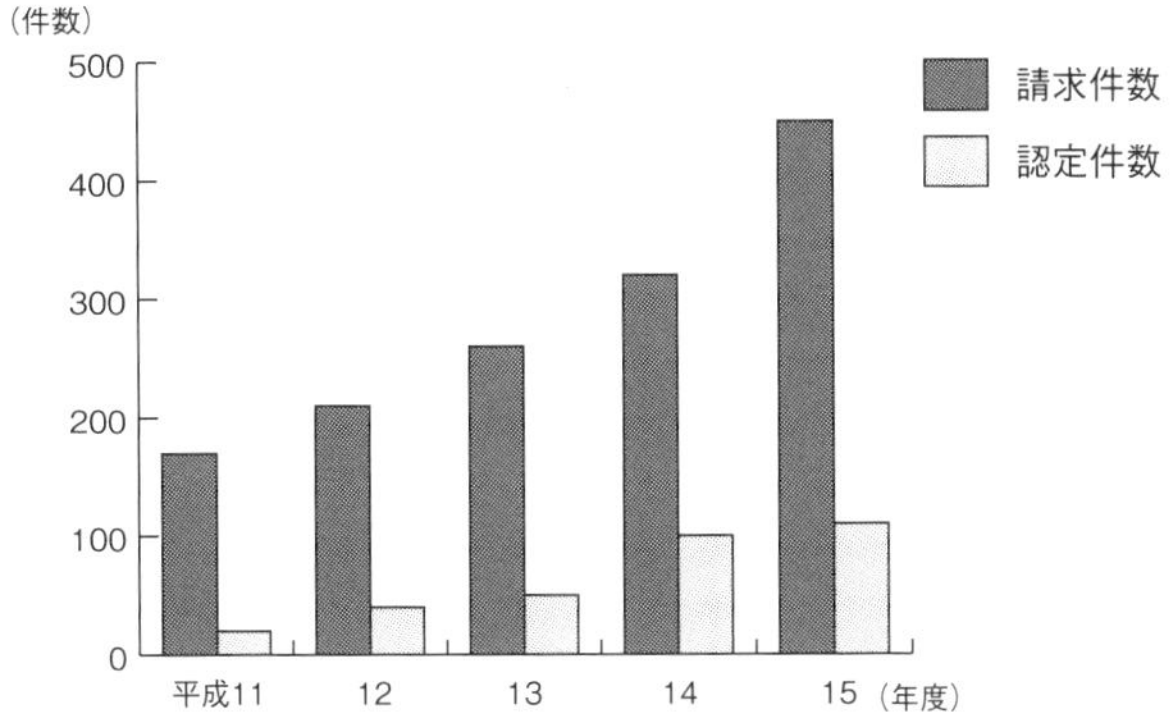

出典：「東京新聞」2004年11月1日

割が「不安」「抑うつ」状態とは、どう考えても日本社会は異常だ。「気分がふさぐ」「会社に行きたくない」などなど……「抑うつ」がひどくなると、うつ病に移行する。その他、様々な精神疾患、精神障害として現われてくる。

図10-8は過去五年間の「心の病」での労災認定の急増を示している。「請求」件数は約三倍。とりわけ「認定」は七・七倍という激増ぶりだ。

企業四〇〇社アンケートでも「心の病は増えている」との回答は、二〇〇二年度は四九％だったが、二〇〇四年には五八％に。職場での心の病が増えれば、とうぜん休職者も増える。これは企業にとっても大損失。企業向けメンタルヘルス専門家は「心の病」の増加で、試算すると「国内で年間一兆円の損失となる」という（産業精神保健研究所）。

●中学二三%、小学八%に「抑うつ症状」

うつ病リスクの「抑うつ症状」にとらわれているのは大人ばかりではない。

子どもたちにまで「抑うつ症状」が蔓延している。なんと中学生の二三%、小学生の八%が、「楽しくない」「泣きたい」「独りぼっち」などの深刻な「症状」を訴えているのだ（三三〇〇人調査、北大、伝田准教授、児童精神医学）。「強くうつ病リスクがある」と判断された子どもは小中学生合わせて一三・〇%もいた。これは欧米よりも高い数値。さらに「生きていても仕方がない」と感じることが「いつも」と「ときどき」を合わせて一八・八%もあったことに驚愕。「小、中学校を対象にしたこれだけ大規模な調査は初めて。自殺志向を持つ子どもが少なくないことも示された」（『東京新聞』二〇〇四年一一月一日）

この日本の子どもたちの〝抑うつ症状〟傾向は、「やる気」の差ともなって現われている。高校生の国際調査では「成績がよくなりたい」と望む生徒は中国、韓国、米国では七〇%台なのに、日本はガクンと落ちて三三%。「希望の大学に入学する」が中国・韓国で七五%超、米国も五四%なのに日本は二九%と、ヤル気と元気のなさには、ア然とする。

「笑いの免疫学」——あなたと日本の未来を救う

●「心の病」が「体の病」の元凶だ

……暗澹《あんたん》、呆然、ア然……現代ニッポン人の「心の病」の深さには、目の前が真っ暗になる。

これは、まさに日本国家にとって大変な状況だ。それは日本存亡の危機といっても過言ではない。先述の「心が病気をつくる」という生理メカニズムを思い起こして欲しい。「心が病めば、必ず体も病む」のだ。現代日本人は不健康から、さまざまな病気に蝕まれている。ガン、難病、生活習慣病……などは、ウナギのぼりで激増している。それもそのはず。おおもとの心が病んでいるからだ。右肩上がりで急増する「心の病」をストップさせないかぎり、ガンを初めとする「体の病」も右肩上がりで激増を続けるだろう。

国民医療費はすでにパンクしている。そして、日本の未来図は、心も体も病んだ〝病人列島〟として衰退、消滅していくことだろう。

巷では「日本沈没」などと言っているが、日本は病人だらけで〝沈没〟しかねない。

●『笑いの免疫学』が日本を救う

日本人の「心の病」すなわち「抑うつ」「イラダチ」「ムカツキ」などを改善するには、**①食事を正す、②化学汚染を防ぐ、③コンクリート冷輻射を遮《さえぎ》る、④電磁波を避ける**……などの対策が不可欠だ。

しかし、もっとも速効性と有効性のある秘策は⑤**「笑う」こと**……につきる。ただただ一人ひとりが腹から「笑う」だけで、免疫力と生命力が奇跡的に増大、パワーアップすることを、本書『笑いの免疫学』は、数々の臨床例、統計数値をあげて立証してきた。それは天が与えた命の泉、汲めど尽きせぬ雄渾《ゆうこん》の力の源泉だ。

「笑門来福《しょうもんらいふく》」――笑う門には福来る――とは、個人レベルだけではなく、国家レベルでも言えることだ。『笑いの免疫学』があなたの人生を、そして日本を救うのだ。

……呵々大笑し、悠然闊歩《ゆうぜんかっぽ》する日々の生き方をしたいものだ。

「波動医学」と「量子力学」が開く近未来の扉……

●すべては「波動」、物質ではない

――なお、本書でふれた「祈り」や「感謝」の奇跡は、「波動生理学」で解明が進んでいます。

〝量子力学の父〟マックス・プランク（一八五八～一九四七）は、こう喝破しています。

――宇宙の全存在は「波動」である。いかなる「物質」も存在しない――

それは人間も同じ。肉体も意識も、すべて「波動」である。その本質は「量子波エネルギー」である。つまり、わたしたちの実在は、波動エネルギーなのです。

「祈り」「感謝」「引き寄せ」「第六感」さらには「超能力」などの謎も、量子力学により解明されます。

たとえば、存在が実証された量子の一つニュートリノは、光速を超えることが科学的に証明されています。

すでに最先端科学により、アインシュタイン相対性理論まで……超克されているのです。

●「幽体」「霊体」「霊魂」「転生」……

量子力学のメタテレポーテーション理論によれば、量子は瞬時に時空を超えて〝情報〟を他の量子に伝達する（量子超弦理論）。

量子力学は、これまで迷信と嘲笑され退けられてきた「幽体」「霊体」、さらには「霊魂」「転生」の謎にまで迫っています。

現代医学は、約三〇〇年前のニュートン力学の檻に閉じ込められたままです。

それに対して「波動医学」は、未来医学の鍵（キー）である〝量子力学〟を得たのです。

わたしは一連の著作《「波動医学」シリーズ》で、その神秘と謎を解明してきました。「笑い」が引き起こす、まさに奇跡と思える現象も、「波動医学」で説明できるのです。「笑い」の波動こそ、人間に与えられた最上の生命エネルギーです。

「波動生理学」を理解しないと、もはや生命現象は、まったく理解できません。

『未来を救う「波動医学」』、『世界に広がる「波動医学」』から『ガンを治す「波動医学」』（共栄書房）まで、一連シリーズの一読をおすすめします。

もはや既成の生物学や現代医学は、まったく通用しない。

そんな、未来の新しい次元が広がっていることに、驚かれるでしょう。（了）

あとがき

もっとも緊急を要する「笑いの治療」、それはガン治療である――。

ガン患者の死者は、ついに年間三二万四〇〇〇人にたっした（二〇〇五年）。これらの人々の約八割……二六万人はガンで死んだのではない。⑴抗ガン剤、⑵放射線、⑶手術……〝三大療法〟の副作用で〝殺された〟のだ。その根拠は『あぶない抗ガン剤』（共栄書房）、さらに以下を読んで欲しい。

「抗ガン剤は、ガンを治せない……」厚労省幹部（技官）の衝撃告白（同書）の反響は深く静かに拡がっている。

ワラにもすがる思いで抗ガン剤に頼っているガン患者や家族は、ただ暗澹とするのみだろう。抗ガン剤の「闇」は①**ガンを治せない**、だけではない。前著では、抗ガン剤とは――②**猛毒物質**、③**猛発ガン物質**で、④**わずか四週間で**、⑤**たった一〇人に一人ガン腫瘍が縮小したら**、⑥**「有効」と医薬品認可**……されているア然とする実態を暴いている。さらに⑦**ガン細胞はＡＤＧ（反抗ガン剤遺伝子）で抗ガン剤を無力化**、⑧**患者には猛副作用のみが襲いかかる**……という戦慄の現実を白日の下にした。

さらに⑨**抗ガン剤で赤血球は激減し悪性貧血に**、⑩**血小板を壊滅して内臓出血**、⑪**ＮＫ細胞を**

殲滅してガン細胞への攻撃力を殺《そ》ぐ。ガンを攻撃する味方の兵隊を全滅させるのだから喜ぶのはガン細胞だけ。**⑫強発ガン性の抗ガン剤投与で他臓器にガン多発**。まさに焼けている家にガソリンを注ぐ……それが現代のガン治療の目の眩む実態なのだ。

さらに**⑬放射線は抗ガン剤より免疫破壊**。**⑭手術もしないがベター**。同著の告発は全国のガン患者を驚嘆させ、日本のガン治療全体を震撼させている。

国民医療費の約半分一五兆円超はガン利権といわれる。まさに、この膨大利権に群がるガン・マフィアの面目躍如である。〝殺された〟ガン患者は一〇年間で約二五〇万人。二〇年間で五〇〇万人にもたっする。そして、戦後六〇年間では……。一〇〇〇万人超……!!　あのアウシュビッツの集団殺戮、あの七三一部隊の生体虐殺も足元にも及ばない。聳える〝白い巨頭〟の内奥では、いまも白昼堂々とナチスを超える〝虐殺〟が、整然と日常茶飯に行使されているのだ。

それにしても、愛する家族を猛毒抗ガン剤などで虐殺され、大金を奪われて、「……お世話になりました」と（殺人者である）医者に深々と頭を下げる遺族とは、なんと悲しい、悔しい、空しい存在だろう。命はたった一つなのだ。わたしは声を大にして叫びたい。涙をふりはらい、立ち上がりなさい！――**「ガンで死んだら１１０番、愛する人は殺された」**。

ガンで〝亡くなった〟とされる一〇人中八人は〝ガン治療〟に名を借りた重過失致死罪（刑法二一一条）、あるいは殺人罪（未必の故意、刑法一九九条）の犠牲者なのだ。その他、医師法、医療法、薬事法違反などの山また山……。しかし警察は絶対、摘発はしない。クニもまたガン産業の一員だからだ。大手製薬メーカーを巨大スポンサーに持つマスコミもまたガン・マフィアの側に立つ。だから抗ガン剤の猛毒性、発ガン性、無効性どころかＡＤＧ（反抗ガン剤遺伝子）の存在すら書けない。言えない。喋れない。製薬メーカーに天下りする厚労省官僚や医療利権を資金源とする厚労族政治屋などは言わずもがな。

厚労省の保険局医療課長（当時）の驚くべきホンネの発言をここで明らかにしよう。

「……私的意見としては、**抗ガン剤は、保険で払う必要がない**と考えている。なぜかというと、（抗ガン剤は）三つくらいを除いては、**いくら使っても効果がない**……からだ」

　これは二〇〇五年一〇月二〇日開催「医療経済フォーラムジャパン」第四回公開シンポジウム席上での発言。満席の聴衆を前にクニの医療責任者が「抗ガン剤は効かない」と言い放った。

　これがガン産業の中枢である〝クニ〟のホンネだ。もはや「抗ガン剤は効かない」という真実を隠し通せない。彼らはそう判断したのだ。彼らは薬害エイズ事件など同じく〝不作為の罪〟つまり「ガン患者の〝毒殺〟を知りながら放置した罪」が問われることは一〇〇％確実。だから「実は効かないんだ」と責任逃れを始めた。

　ガン専門医ですらいまや「自分には抗ガン剤は使わない」。他のガン患者が聞いたら目をむいて卒倒するような〝常識〟がまかり通っている。

出色の医療メディア『健康情報新聞』の上部一馬編集長によれば「東大医学部教授クラスの医師四人が自らがガンに冒されたとき、抗ガン剤を断固拒否して、代替療法に活路を見出だし、四人ともピンピン元気に生きている」という。

自らは治療現場で、何百、何千人ものガン患者に〝猛毒〟抗ガン剤を機械的に打ちまくって、殺しまくってきたであろう。なのに自分自身がガンになると「抗ガン剤は断固拒否」とは、あまりに手前勝手……。ガン専門医が抗ガン剤拒否。笑えぬ現実が、全国で起こっている。知らぬは患者ばかりなり。

「もっと酷《ひど》い話があります」とはクスリを使わない小児科医として全国的に知られる真弓定夫医師。「丸山ワクチンは、丸山千里博士が東大閥でないため認可されなかった。東大、京大系の医師たちが徹底的に排撃したからです。彼らは面子《めんつ》もあるので今も医療現場では、絶対に丸山ワクチンを使わない。しかし、東大、京大病院の医師たちも自分がガンになると、こっそり丸山ワクチンを受けとる行列に並んでいるのです。その名簿は、全部、私の手元にあります」と義憤をこめて語る。

あなたがガン学会の会場にまぎれこんでいたとしよう。ロビーのコーヒーブレイクの医師たちの談話には愕然とするだろう。「効かない薬をこんなに使っていいのかね」「固形ガンには全く効かないよね」「みんな研究費と業績のためだもの……」。

まさに壇上の学会発表はタテマエ。厚労省の役人がメーカーからカネ（ワイロ）を受け取り、メーカーに天下る癒着ぶり。薬事審議会の委員会も、すべてメーカーの繰り人形。おぞましい国家的犯罪の図式……。このような醜悪な巨大犯罪にピリオドを打つときだ。

●

それは「真に患者を治した」医者、病院が報われる医療システムの確立だ。現在の医療保険制度は、「出来高払い制」。これは、クスリは盛れば盛るほど、手術は切れば切るほど、検査はやればやるほど……病院はもうかるシステム。つまり、やり損なう下手くそ医者ほど収入が増える。一日で治る患者を一週間かけて治すのはあたりまえ。一か月かければ医長に、一年引き伸ばせば院長になれる……とは、笑えぬブラックジョーク。とりわけガン治療の現場は、まさに目を背けたくなる死《し》屍《し》累《るい》々《るい》。アウシュビッツをはるかに超える虐殺の連鎖を、これ以上ゆるしてはならない。虐殺者たちが、富と栄誉を手に入れ、患者を真に生かす代替療法や統合療法にとりくむ医師たちが、弾圧排撃されるような社会をゆるしてはならない。

患者にやさしい医療は、もう目の前にある。それが「笑いの医療」だ。もういちど先覚者ノーマン・カズンズやパッチ・アダムスの軌跡を振り返って欲しい。

彼らの慈愛に溢れたまなざしと笑顔にこそ、真の医療に向けた希望の光がある。

身の震える悲劇と惨劇は、もはや、これ以上くりかえさせてはならない……。

二〇〇六年五月二六日、早暁。名栗川渓谷の鳥のさえずりを聴きながら——。

船瀬俊介

〈新版あとがき〉

政府、テレビ、新聞は嘘を垂れ流す

●人類九九％が〝洗脳〟されている

……人類は、いま、存亡の淵《ふち》にあります。

長いあいだ、地球を裏から支配してきた勢力が、総攻撃をしかけてきたからです。

これら〝闇勢力〟の名前を、ここでハッキリ言っておきます。

国際秘密結社フリーメイソンです。わたしは『維新の悪人たち』（共栄書房）で、幕末の明治維新もこれら秘密結社が巧妙に仕掛けたものであることを証明しました。あの明治天皇ですら、すりかえられたニセモノなのです。

ここまで読んだ人は、「ああ、また都市伝説。陰謀論ね」と笑うはずです。

なぜなら「テレビも新聞も政府も、そんなこと一言もいってない」。「教科書にも書いていない」。

こうして、いまだ九九％の人々は、政府、メディアそして教科書を信じきっているのです。

そうしている間に、地球を支配する〝闇勢力〟は、やりたい放題です。

●ああ、お花畑シンドローム

「政府が言ってる」「NHKが言ってる」「新聞に書いてる」

ひとびとは、それらが正しいことを報道していると信じきっている。

本書で告発したように、ガン治療も目のくらむ集団虐殺です。

日本では、〝ガンで死んだ〟と報告されている八〇%、約三〇万人は、病院で〝虐殺〟されている。毎日、ジャンボ機が二機墜落しているのと同じ犠牲者数だ。

しかし、だれも気づかない。だれも怒らない。平和な日々が今日もつづいている。

日本人のほとんどは、いまだチョウチョの舞う〝お花畑〟にいる。

〝洗脳〟されたひとびとには、目の前のお花畑しか見えない。隠された〝地獄〟が、まったく見えていない。もはや〝洗脳〟状態なので、なにをいっても無意味である。

まさに、〝お花畑シンドローム〟……。

生き残りをかけた新時代が始まる……

●大量死に備えて火葬場を

そして、コロナウイルスの偽パンデミック……さらに、ワクチンによる大量殺戮……。

それは、わたしが警鐘を鳴らすまでもない。

エイズウイルス発見でノーベル賞（医学・生理学）を受賞したリュック・モンタニエ博士は、

驚愕警告をおこなっている。

「……希望はない。治療法もない。コロナワクチンを打った人は、全員、二年以内に死ぬ。われわれにできることは、大量の死者に備えて、火葬場の準備をすることぐらいだ」

同様警告を発する研究者があいついでいる。

元ファイザー社副社長のマイケル・イードン博士は、命をかけて告発している。

「……コロナワクチンを打つと二年以内に死ぬ。遅くとも三年以内に全員死亡する。あらゆる政府は、国民を欺《あざむ》いている。すでに地球は、全体主義と大量殺戮《さつりく》の時代に突入している……」

●笑い、感謝、闘志を武器とせよ

コロナ偽パンデミック、そして、〝遺伝子ワクチン〟の強制……。

「なにかおかしい!」。世界のひとびとは、急速にめざめはじめた。

それはオセロゲームの石が黒から白につぎつぎと変わっていくようだ。

もし、新型コロナとコロナワクチンが、モンタニエ、イードン両博士が言うような大量殺戮の目的であったとしても、まだ救いはある。

少なくとも中国、韓国、日本などアジア人は、コロナ死が欧米の数十分の一。

その理由は、緑茶、納豆、味噌、海藻などの抗ウイルス作用だ。韓国でも、発酵食品キムチがコロナ死を防いでいた。

こうして、われわれは生き残りの時代に突入した。

神は賢き者たちを救い、愚かな者たちを裁《さば》く……という。今が、そのときなのかもしれない。

殺戮兵器ワクチンの総攻撃を跳ね返すのは、われわれに備わった生命力しかない。

生命力を高めるのが免疫力だ。さらに、免疫力を強化するのが「笑いの力」である。

前向きさと感謝の気持ちで、末期ガンを克服したかたのエピソードを思い出してほしい。

この『新版　笑いの免疫学』はまちがいなく、あなたにとって、家族にとって、サバイバルのバイブルとなります。

――すべてが終わったあと、輝く笑顔で見交わすその日を信じて……。

船瀬俊介

■主な参考文献・資料

『あぶない抗ガン剤』（船瀬俊介著、共栄書房）
『和食の底力』（船瀬俊介著、花伝社）
『笑いの治癒力』（アレン・クライン著、片山陽子訳、創元社）
『笑いが心を癒し、病気を治すということ』（井上宏著、素朴社）
『笑いと免疫力』（吉野槇一著、主婦の友社）
『笑いと治癒力』（ノーマン・カズンズ著、松田銑訳、岩波書店）
『続・笑いと治癒力』（ノーマン・カズンズ著、松田銑訳、岩波書店）
『免疫力は笑顔で上がる』（高戸ベラ著、小学館）
『笑いの健康学』（伊丹仁朗著、三省堂）
『笑いの処方箋』（中島英雄著、法研）
『生きている。それだけで素晴らしい』（村上和雄・阿部博幸著、ＰＨＰ研究所）
『笑う！遺伝子』（村上和雄著、一二三書房）
『笑みからチカラ』（林啓子著、メディカルレビュー社）
『笑い泣く性』（中川米造著、玉川選書）
『神経内分泌免疫学』（村松繁・井村裕夫・堀哲郎編著、朝倉書店）

『がんは「気持ち」で治るのか⁉』（川村則行編著、三一新書）
『脳内リセット――笑いと涙が人生を変える』（吉野槇一著、主婦の友社）
『大阪府立健康科学センター年報』（平成15年度）
『病気が治る⁉　病院のおかしな話』（中島英雄著、リヨン社）
『ストレスと臨床』第10号（2001・11）研究論文「アトピー性皮膚炎における笑いの効果」
『「笑い」（スマイル・パワー）で奇跡がつぎつぎ起こる』（藤本憲幸・神原新著、文化創作出版）
『笑い学研究』（日本笑い学会編、№4、5、7、8、9、10、11、12）
『大阪発笑いのススメ』（2006・3、大阪府発行）
『聖杯』（№1989、青邱Corea文化研究会誌）
『快適！マイナスイオン生活のすすめ』（菅原明子著、PHP研究所）
『「病は気から」の医学』（阿部正著、光文社カッパブックス）
『プラシーボの治癒力』（ハワード・ブローディ著、伊藤はるみ訳、日本教文社）
『気の人間学』（矢山利彦著、ビジネス社）
『続 気の人間学』（矢山利彦著、ビジネス社）
『発掘！あるある大事典Ⅱ　笑いの健康パワー大検証SP』（2005・8・14、フジTV）
『「演歌療法」で若返る』（周東寛著、コスモトゥーワン）
『幸せはガンがくれた』（川竹文夫著、創元社）
『末期がんを克服した医師の抗ガン剤拒否のススメ』（星野仁彦著、アスコム）

『アメリカはなぜ「ガン」が減少したか』（ゲリー・Ｆ・ゴードン監修、森山晃嗣著、現代書林）
『代替療法と免疫力、自然治癒力』（２００３、№１、２、ほんの木）
『ガン全種類別・最新治療法』（矢沢サイエンスオフィス編、学研）
『ガン医療のスキマ30の可能性』（伊丹仁朗著、三五館）
『毎日が発見』（２００６年５月号、角川ＳＳコミュニケーションズ）
『難問解決！ご近所の底力』（２００６・３・９、ＮＨＫ）
『Laughter Regulates Gene Expression in Patients with Type2 Diabetes』（『Psychotherrapy and Psychomatics』2006,75:62-65 村上和雄博士論文）
『WORLD LAUGHTER TOUR』ホームページ
『Why Do We Laugh No Laughing Matter』ホームページ
『パッチ・アダムス』（一九九八年、ユニバーサル映画、ＣＩＣビクタービデオ）

船瀬俊介（ふなせ・しゅんすけ）
1950年、福岡県に生まれる。九州大学理学部入学、同大学を中退し、早稲田大学第一文学部社会学科を卒業。地球環境問題、医療・健康・建築批評などを展開。文明批評家として、近代「火の文明」は、近未来「緑の文明」にシフトすると主張。同志を募って「船瀬塾」を主宰。さらに、年に500本は鑑賞する永遠の映画青年。シナリオ作品として『夕暮れまで』（黒木和雄監督、共作）、『なしか？』、『アンデス幻想』、『龍馬外伝、寺田屋襲撃』（未公開）などがある。
著書に、『抗ガン剤で殺される』、『メタボの暴走』、『病院に行かずに「治す」ガン療法』、『ガンになったら読む10冊の本』、『健康住宅革命』、『原発マフィア』（花伝社）、『未来を救う「波動医学」』、『世界に広がる「波動医学」』、『ガンを治す「波動医学」』、『あぶない抗ガン剤』、『維新の悪人たち』、『肉好きは8倍心臓マヒで死ぬ』、『フライドチキンの呪い』、『コロナと5G』、『コロナとワクチン』、『ワクチンで殺される』（共栄書房）、『買ってはいけない』（金曜日）、『知ってはいけない⁉』、『「長生き」したければ、食べてはいけない⁉』、『ガン検診は受けてはいけない⁉』（徳間書店）、『日本の真相！』、『アメリカ不正選挙2020』（成甲書房）、『魔王、死す』、『リニア亡国論』、『牛乳のワナ』（ビジネス社）など多数。

新版 笑いの免疫学 ―― 笑うひとは2倍生きる……！

2021年11月25日　初版第1刷発行

著者 ―――― 船瀬俊介
発行者 ――― 平田　勝
発行 ―――― 共栄書房
〒101-0065　東京都千代田区西神田2-5-11 出版輸送ビル2F
電話　03-3234-6948
FAX　03-3239-8272
E-mail　master@kyoeishobo.net
URL　http://www.kyoeishobo.net
振替　00130-4-118277
装幀 ―――― 佐々木正見
カバーイラスト ―― 平田真咲
印刷・製本 ―― 中央精版印刷株式会社

ISBN978-4-7634-1103-7 C0036